母胎医学临床操作手册

主　编　杨慧霞

副主编　孙　瑜　孔令英

编　者　(按姓氏笔画排序)

孔令英　曲　元　刘　军　刘　喆

孙　笑　孙　瑜　孙伟杰　李博雅

杨慧霞　时春艳　宋　耕　张潇潇

陈　施　陈　倩　陈俊雅　赫英东

魏玉梅

编者单位　北京大学第一医院

人民卫生出版社
·北京·

图书在版编目（CIP）数据

母胎医学临床操作手册 / 杨慧霞主编 . —北京：
人民卫生出版社，2024.1
　ISBN 978-7-117-35281-9

　Ⅰ. ①母…　Ⅱ. ①杨…　Ⅲ. ①胎儿疾病 – 诊疗 – 手册
Ⅳ. ①R714.5–62

中国国家版本馆 CIP 数据核字（2023）第 177420 号

人卫智网	www.ipmph.com	医学教育、学术、考试、健康，购书智慧智能综合服务平台
人卫官网	www.pmph.com	人卫官方资讯发布平台

母胎医学临床操作手册
Mutai Yixue Linchuang Caozuo Shouce

主　　编： 杨慧霞
出版发行： 人民卫生出版社（中继线 010-59780011）
地　　址： 北京市朝阳区潘家园南里 19 号
邮　　编： 100021
E - mail： pmph @ pmph.com
购书热线： 010-59787592　010-59787584　010-65264830
印　　刷： 北京顶佳世纪印刷有限公司
经　　销： 新华书店
开　　本： 787 × 1092　1/32　　**印张：** 4.5
字　　数： 95 千字
版　　次： 2024 年 1 月第 1 版
印　　次： 2024 年 3 月第 1 次印刷
标准书号： ISBN 978-7-117-35281-9
定　　价： 35.00 元

打击盗版举报电话：010-59787491　E-mail：WQ @ pmph.com
质量问题联系电话：010-59787234　E-mail：zhiliang @ pmph.com
数字融合服务电话：4001118166　E-mail：zengzhi @ pmph.com

前　言

　　产科学是围绕母体和胎儿相关的生理、病理、疾病展开研究的一门科学，随着医学的发展与进步，各类知识更新换代、飞速进展。作为一名产科医师，不但要熟练掌握常见病、多发病的诊治，还要掌握产科各类手术操作、产科急危重症抢救和胎儿医学相关检查、咨询和治疗工作。为满足产科医生临床工作需求，北京大学第一医院产科结合循证医学证据、指南共识、操作规范和临床经验，编撰了这本《母胎医学临床操作手册》，希望能够成为广大产科工作者临床工作的好帮手。

　　本书共分为四章，第一章介绍催/引产术，第二章介绍分娩和助产，第三章介绍产科抢救及常用操作，第四章介绍胎儿医学相关操作及诊治流程。涉及各类手术操作的适应证、禁忌证、术前准备、操作过程、注意事项等各方面，尤其是涉及产科抢救和操作的部分，简明扼要、便于记忆、实用性强。本手册小而轻，便于携带及查阅，希望能为各级别的产科医师在临床工作中提供借鉴，帮助其掌握产科常见手术、产科抢救、胎儿医学相关内容，在临床工作中能够及早发现异常，积极治疗，使患者获得良好的母婴结局。

杨慧霞

2023 年 10 月

目　　录

第一章

催/引产术

第一节　缩宫素催/引产术

【适应证】

1. 具备催/引产指征,详见《妊娠晚期促子宫颈成熟与引产指南(2014)》。

2. 无催/引产禁忌证。

【禁忌证】

对缩宫素过敏。

【操作方法】

1. 静脉给药,其优点是可随时调整用药剂量,保持生理水平的有效宫缩,一旦发生异常可随时停药。半衰期5~12分钟。

2. 小剂量静脉滴注缩宫素为安全、常用的引产方法,但在宫颈不成熟时,引产效果不好。

3. 有条件者最好使用输液泵。

4. 具体步骤

(1)静脉滴注中缩宫素的配制方法:应先用乳酸钠林格注射液 500ml,用 7 号针头行静脉滴注,按每分钟 8 滴调好滴速,然后再向输液瓶中加入 2.5U 缩宫素,将其摇匀后继续滴入。切忌先将 2.5U 缩宫素溶于乳酸钠林格注射液中直接穿刺行静脉滴注,因此法初调时不易掌握滴速,可能在短时间内使过多的缩宫素进入体内,安全性差。

(2)合适的浓度与滴速:因个体敏感度差异极大,静脉滴注缩宫素应从小剂量开始循序增量,起始剂量为 2.5U 缩宫素溶于乳酸钠林格注射液 500ml 中(即 0.5% 缩宫素浓度),以每毫升 20 滴计算。从每分钟 8 滴开始,根据宫缩、胎心情况调整滴速,一般每隔 20 分钟调整 1 次。应用等差法,即从每分钟 8 滴调整至 16 滴,再增至 24 滴;为安全起见也可从每分钟 8 滴开始,每次增加 4 滴,直至出现有效宫缩。有效宫缩的判定标准为 10 分钟内出现 3 次宫缩,每次宫缩持续 30~60 秒,伴有宫颈的缩短和宫口扩张。最大滴速不得超过每分钟 40 滴(即 120ml/h),如达到最大滴速仍不出现有效宫缩时,可增加缩宫素浓度,但缩宫素的应用量不变。增加浓度的方法是以乳酸钠林格注射液 500ml 中加 5U 缩宫素变成 1% 缩宫素浓度,先将滴速减半,再根据宫缩情况进行调整,增加浓度后,最大增至每分钟 40 滴(120ml/h),原则上不再增加滴数和缩宫素浓度。

【注意事项】

1. 专人观察宫缩强度、频率、持续时间及胎心率变化并及时记录,调整好宫缩后行胎心监护。破膜后要观察羊水量及有无胎粪污染及其程度。

2. 警惕过敏反应。

3. 禁止肌内、皮下、穴位注射及鼻黏膜用药。

4. 输液量不宜过大,以防止发生水中毒。

5. 宫缩过强、宫缩过频时应及时停用缩宫素,必要时使用宫缩抑制剂。

6. 引产失败 如连续使用2~3日仍无明显进展,应进行母儿评估后改用其他引产方法。

(刘 喆)

第二节　人工破膜术

用人工方法使胎膜破裂,引起前列腺素和缩宫素释放,诱发宫缩。

【适应证】

1. 妊娠≥28 周。

2. 具备催/引产指征。

3. Bishop 评分≥6 分。

4. 胎盘早期剥离,降低宫腔压力。

5. 可疑胎儿窘迫,了解羊水性状。

【禁忌证】

1. 可疑或证实阴道感染患者。

2. 正值宫缩时。

3. 脐带先露。

4. 胎头高浮,胎位异常,横位或臀位。

5. 前置胎盘。

6. 前置血管。

【操作步骤】

1. 取膀胱截石位。

2. 常规消毒外阴及阴道。

3. 行阴道检查,进行宫颈 Bishop 评分。

4. 使用弯血管钳在手指引导下,刺破羊膜或撕破胎膜使羊水流出,若羊水流出不多无法观察,可将胎头轻轻推动,以利于羊水流出。

5. 观察羊水性状、颜色。

6. 助手于腹部应用多普勒胎心仪听胎心。

【注意事项】

1. 破膜前要排除阴道感染。

2. 应严格注意在宫缩间歇期行人工破膜术。

3. 羊水过多时,最好行高位破膜,使羊水缓慢流出,以减少脐带脱垂及胎盘早剥风险。

4. 严格无菌操作,防止感染。

5. 轻柔操作,避免宫颈、阴道及胎儿损伤。

(刘　喆)

第三节　妊娠晚期水囊促宫颈成熟术

【适应证】

1. 具备催/引产指征

2. 胎头先露

3. 胎膜完整

4. 宫颈改良 Bishop 评分<6 分

【禁忌证】

1. 存在阴道分娩禁忌证

2. 两周内诊断生殖道急性感染性疾病

3. 活动性阴道出血

4. 胎盘低置

5. 体温≥37.3℃

6. 妊娠晚期生殖道 B 族链球菌（GBS）培养结果阳性

【术前准备】

1. 体温测量

2. 生殖道 GBS 培养

3. 阴道分泌物微生态检查

4. 胎心监护

5. 近 1~2 周行产科超声

6. 骨盆测量

7. 宫颈改良 Bishop 评分

8. 签署"水囊促宫颈成熟"知情同意书

【水囊放置术操作步骤】

1. 排空膀胱，取膀胱截石位。

2. 常规消毒外阴及阴道，铺无菌孔巾。

3. 采用 14~18 号 Foley 导管自制水囊，测试球囊可否充盈,确认完整性,在球囊下缘下 2cm 处做无菌标注线。

4. 用阴道窥器或上下叶打开阴道,暴露宫颈,干棉球拭净阴道内分泌物,以 0.5% 碘伏棉球消毒宫颈外口、阴道及穹隆 3 遍。

5. 无齿卵圆钳夹住宫颈前唇或后唇,0.5% 碘伏棉签消毒并清除宫颈管内黏液 2 遍。

6. 无齿卵圆钳夹住水囊下端标记线处,将水囊顶端缓缓送入宫腔,使水囊完全放入于胎囊与子宫内口之间,标志线达宫颈外口水平。

7. 经水囊注入无菌生理盐水 30~60ml。

8. 轻轻向下牵拉水囊受阻后停止,用胶带固定于大腿内侧,水囊末端连接尿袋。

9. 放置完毕后听胎心。

【注意事项】

1. 严格遵守无菌操作规程,轻柔操作,水囊放置时避免碰触阴道壁,以防感染。

2. 放置过程中若有活动性出血或操作困难,应立即停止操作。

3. 放置水囊后,不限制体位,鼓励起床在室内自由活动。

4. 放置后常规听胎心,2 小时后常规行胎心监护。

5. 密切注意患者主诉、体征,监测体温及脉搏、血常规,如出现感染征象,应考虑取出水囊并给予抗感染治疗。

6. 严密监测宫缩情况,如出现宫缩过频或过强,应立即取出水囊后评价。

7. 如可疑胎膜早破,应立即取出水囊,评价母儿情况,若无异常,按胎膜早破常规处理。

8. 放置水囊满 12~18 小时应予以取出,取出前先将水囊内液体全部放出,取出水囊后应评价宫颈管条件。

9. 若水囊放置过程中脱落,应评价宫缩情况后改用其他方法催/引产。

（刘　喆）

第四节 地诺前列酮栓促宫颈成熟术

可控释地诺前列酮栓是一种可控制释放的前列腺素 E_2（PGE_2）栓剂，含有 10mg 地诺前列酮，以 0.3mg/h 的速度缓慢释放，需低温保存。

【适应证】

1. 妊娠≥38 周
2. 有催/引产指征
3. 单胎头先露
4. 宫颈 Bishop 评分<6 分

【禁忌证】

1. 哮喘、青光眼、严重肝肾功能不全
2. 急产史经产妇
3. 3 次以上足月产
4. 瘢痕子宫妊娠
5. 有宫颈手术史或宫颈裂伤史
6. 使用其他催/引产药物的同时
7. 已临产
8. Bishop 评分≥6 分
9. 先露异常
10. 头盆不称
11. 可疑胎儿窘迫
12. 急性盆腔炎
13. 对地诺前列酮或任何赋形剂成分过敏
14. 可疑前置胎盘或无法解释的阴道出血

【相对禁忌证】

1. 双胎妊娠
2. 羊水过多

3. 巨大胎儿或胎儿生长受限

4. 经产妇

【使用方法】

1. 常规测量孕妇生命体征。

2. 行电子胎心监护 20 分钟。

3. 签署知情同意书。

4. 外阴消毒后将可控释地诺前列酮栓置于阴道后穹隆深处,并旋转 90°,使栓剂横置于阴道后穹隆,易于保持原位。

5. 在阴道口外保留 2~3cm 终止带以便于取出。

6. 在药物置入后,嘱孕妇卧床 30 分钟后可自由活动。

7. 放置 2 小时后行胎心监护。

8. 出现以下情况时应及时取出:

(1)出现规律宫缩(每 3 分钟 1 次的宫缩)并同时伴随有宫颈成熟度的改善,宫颈 Bishop 评分≥6 分。

(2)自然破膜或行人工破膜术。

(3)子宫收缩过频(每 10 分钟 5 次以上的宫缩)。

(4)置药 24 小时。

(5)有胎儿出现不良状况的证据:胎动减少或消失、胎动过频、电子胎心监护结果分级为Ⅱ类或Ⅲ类。

(6)出现不能用其他原因解释的母体不良反应,如恶心、呕吐、腹泻、发热、低血压、心动过速或者阴道流血增多。

【注意事项】

1. 放置前需近 1 周内超声结果未见明显异常。

2. 放置前电子胎心监护 20 分钟,结果为无应激试验(NST)反应型,且宫缩≤2 次。

3. 在置药前,不需要常规用生理盐水浸润。若阴道分泌物过少,可借助少量水质润滑剂;若过多,适当擦拭,以免分泌物包裹栓剂,影响药物释放。

4. 建议产妇在置药前排空尿液,以免栓剂尚未吸水膨胀,产妇如厕时掉出。

5. 可以用于胎膜早破而宫颈条件不成熟患者促宫颈成熟。

6. 取出至少 30 分钟后方可静脉滴注缩宫素。

7. 整个催/引产过程只能使用一次。

（刘　喆）

第五节 米索前列醇
促宫颈成熟术

米索前列醇为人工合成的前列腺素 E_1（PGE_1）制剂，可有效地促宫颈成熟，现有 25μg/片和 200μg/片两种片剂。

【适应证】

1. 妊娠≥28 周

2. 有催/引产指征

3. 头先露

4. 宫颈 Bishop 评分<6 分

【禁忌证】

1. 哮喘、青光眼、严重肝肾功能不全

2. 瘢痕子宫妊娠

3. 有宫颈裂伤史

4. 使用其他催/引产药物的同时

5. Bishop 评分≥6 分

6. 胎膜已破

7. 羊水过少

8. 先露异常

9. 头盆不称

10. 可疑胎儿窘迫

11. 急性盆腔炎

12. 对前列腺素或任何赋形剂成分过敏

13. 可疑前置胎盘或无法解释的阴道出血

【使用方法】

1. 常规测量孕妇生命体征。

2. 行电子胎心监护 20 分钟，胎心监护为 NST 反应型。

3. 签署知情同意书。

4. 排空膀胱,消毒外阴,米索前列醇 25μg 放置于阴道后穹隆,卧床半小时后自由活动。

5. 放置后 2 小时行电子胎心监护。

6. 放置后 6 小时行胎心监护,行阴道检查,若 Bishop 评分≥6 分或规律宫缩则不再放置。

【注意事项】

1. 严格遵循每次阴道放药剂量为 25μg。

2. 放药时不要将药物压成碎片。

3. 如4~6 小时后仍无宫缩,且 Bishop 评分<6 分,可重复放置一次。

4. 如需加用缩宫素,应该在最后一次放置米索前列醇后 4 小时以上。

5. 产房观察,监测宫缩和胎心率,一旦出现宫缩过频,应立即进行阴道检查,并取出残留药物。必要时使用宫缩抑制剂。

(刘　喆)

第六节　依沙吖啶
中期引产术

【适应证】

妊娠 14~27 周内，因计划生育、患某种疾病不宜继续妊娠或产前诊断发现胎儿畸形需终止妊娠者。

【禁忌证】

1. 绝对禁忌证

（1）肝肾疾病伴有肝肾功能不全。

（2）各种疾病的急性期。

（3）全身健康状态不良不能耐受手术者。

（4）凝血功能障碍或有出血倾向者。

（5）有急性生殖道感染或穿刺部位皮肤感染。

（6）依沙吖啶过敏试验阳性。

2. 相对禁忌证

（1）中央型前置胎盘状态根据孕周、临床表征、超声影像学检查等综合评估，在具有介入治疗（子宫动脉栓塞）设备和人员以及抢救条件的医疗机构可作为相对禁忌证。

（2）子宫瘢痕、宫颈有陈旧裂伤、子宫发育不良。

（3）术前 24 小时内两次体温在 37.5℃以上。

【操作过程】

1. 术前准备

（1）必须住院引产。

（2）询问病史，进行体格检查和妇科检查。注意子宫大小与停经月份是否相符。注意鉴别盆腔肿瘤、产道瘢痕及畸形等。

（3）实验室检查：血常规、尿常规、凝血功能、肝肾功能、感染疾病筛查、血型、心电图检查及阴道分泌物常规检查。根据病史和体格检查结果提示做其他检查。

（4）超声检查确定孕周、胎囊位置或胎盘附着部位，尤其有剖宫产史的妊娠，需了解瘢痕愈合情况、胎盘与瘢痕的关系，除外胎盘植入。

（5）手术当日体温在 37.5℃以下。

（6）特别了解在院外有无经腹注药史。

（7）孕妇应由丈夫或亲属陪同，未婚者须有法律证明身份的证件，并由法定监护人陪同，医师需向患者及家属或监护人交代引产过程及可能发生引产失败、出血、感染、不全流产、羊水栓塞、弥散性血管内凝血（DIC）等并发症甚至危及生命，履行手术同意签字，填写详细的通信地址、电话、联系人。

（8）依沙吖啶过敏试验：依沙吖啶滴鼻法，0.5%依沙吖啶滴入右鼻孔 3 滴，观察 15~20 分钟，出现明显头痛、鼻塞，伴有分泌物为阳性。

2. 手术操作

（1）手术操作在手术室或分娩室进行；术者穿手术用衣裤、鞋子，戴口罩。

（2）孕妇排空膀胱后，取平卧位。

（3）术者做腹部检查，穿刺部位位于宫底下三横指（或脐下三横指）下腹中线两侧有羊水波动处，如触诊可确定胎位，则在胎儿肢体一侧进针。或超声导视下选择羊水最大平面作为穿刺点，尽量避开胎盘附着处。

（4）常规刷手，戴无菌手套，用碘酒、酒精消毒腹部皮肤，铺消毒孔巾。

（5）用 7 号或 9 号带芯穿刺针从选好的穿刺点垂直刺入皮肤，有落空感即进入羊膜腔内，拔出针芯，见澄清羊水缓慢溢出。若拔出针芯见血液溢出，可能误刺入胎盘,应放回针芯拔出穿刺针另换穿刺部位,但不得超过 2 次。

（6）将装有依沙吖啶 50~100mg 的注射器与穿刺针相接,再抽吸羊水证实针头在羊膜腔内,即可将药液缓慢注入羊膜腔,注毕再回抽羊水冲洗针管内药液。

（7）取下注射器,插上针芯,快速拔针后穿刺点用无菌纱布覆盖并压迫,胶布固定。

（8）依沙吖啶药品说明书没有要求进行过敏试验。以往依沙吖啶过敏试验的方法有:①依沙吖啶滴鼻法,0.5% 依沙吖啶滴入右鼻孔 3 滴,观察 15~20 分钟,出现明显头痛、鼻塞伴有分泌物为阳性;②依沙吖啶皮试(1:4 000)和依沙吖啶滴鼻法(1:5 000)。

（9）术后详细填写记录。

3. 用药后观察

（1）医务人员应观察不良反应、宫缩频率和强度、阴道出血情况并做详细记录。用药开始至流产结束,应按要求每天测量体温 4 次。

（2）羊膜腔内注射引产时间多数在 48 小时内,引产后 72 小时无规律宫缩定为引产失败。如一次用药引产失败,须做第 2 次羊膜腔注射引产时,应至少在 72 小时后方可再次用药,用药剂量仍为 50~100mg。如两次引产均失败者,应采取其他方法终止妊娠。

（3）规律宫缩后,应严密监护孕妇及产程进展情况。胎儿娩出前应送入产房待产。

（4）外阴部消毒,臀部铺无菌巾。

（5）胎儿娩出后,如出血不多,按照足月分娩处置,肌内注射缩宫素(催产素)10U。如 30 分钟胎盘尚未娩出,应立即进行清宫术。

（6）胎盘娩出后,应仔细检查是否完整;可疑有残留,或肉眼检查完整,但阴道有活动性出血时,应立即行清宫术。宫缩乏力出血可肌内注射缩宫素或静脉滴注缩宫素治疗。

(7)流产后应常规检查宫颈、阴道有无裂伤,如发现软产道裂伤,应及时缝合。

(8)填写中期妊娠引产后观察记录、分娩记录。

(9)流产后行预防感染、促进子宫收缩和回乳处置。

【流产后注意事项】

1. 1个月内避免性生活或盆浴,按相关规定休假。1个月后应常规随诊。

2. 出现阴道流血量较多或淋漓出血超过2周,或出现发热、寒战、腹痛等,应及时就诊。

3. 指导避孕措施。

(陈 施)

第七节　米非司酮配伍
米索中期引产术

【适应证】

确诊为正常宫内 8~16 周妊娠者，本人自愿要求使用药物终止妊娠的、无禁忌证的健康育龄期妇女。

【禁忌证】

1. 患有肾上腺疾病、糖尿病等内分泌疾病；肝肾功能异常。

2. 患有血液系统疾病和有血栓栓塞病史。

3. 贫血（血红蛋白<90g/L），必须住院流产。

4. 前列腺素禁忌证，包括患有心脏病、高血压（收缩压>130mmHg 和/或舒张压>90mmHg）、低血压（收缩压<90mmHg 和/或舒张压<60mmHg）、青光眼、哮喘、癫痫、严重胃肠功能紊乱。

5. 性传播疾病或外阴、阴道等生殖道炎症尚未治愈。

6. 胎盘附着位置异常者。

7. 异位妊娠包括特殊部位妊娠，如子宫瘢痕部位妊娠、宫颈妊娠、宫角妊娠等。

8. 过敏体质，有严重的药物过敏史者。

9. 长期服用下列药物，利福平、异烟肼、抗癫痫药、抗抑郁药、西咪替丁、前列腺素合成抑制药物、糖皮质激素药物、抗凝药物。

10. 吸烟超过 15 支/d 或酒精成瘾者并且年龄≥35 岁。

【操作过程】

1. 用药前准备

（1）医师应向患者讲明用药方法、流产效果

（完全流产率约为90%）和可能出现的不良反应,待对象自愿选用药物流产并签署知情同意书后方可用药。

（2）询问病史,进行体格检查和妇科检查。

（3）实验室检查:血常规、尿常规、凝血功能、肝肾功能、感染疾病筛查、血型、心电图检查及阴道分泌物常规检查。根据病史和体格检查结果提示做其他检查。

（4）超声检查确认孕周为8~16周;并且了解胎盘种植位置,排除宫颈妊娠、子宫瘢痕部位妊娠、宫角妊娠等异常情况。

2. 用药方法　米非司酮配伍米索前列醇。

（1）米非司酮:有以下两种服药方法。

1）顿服法:米非司酮200mg一次性口服。

2）分次服法:米非司酮100mg每日1次口服,连续2日,总量200mg。

（2）米索前列醇:首次服用米非司酮间隔36~48小时(第3日上午)口服米索前列醇400μg或阴道给予米索前列醇600μg。如无妊娠产物排出,间隔3小时(口服)或6小时(阴道给药)以后重复给予米索前列醇400μg,最多用药次数≤4次(也可第3日晨阴道置卡前列甲酯栓1mg,每3小时根据宫缩及宫颈评分重复给药,总量不超过5mg）。

3. 用药后观察

（1）服用米非司酮后,注意阴道开始流血的时间、出血量、妊娠产物的排出及药物不良反应。

（2）使用米索前列醇后,观察体温、血压、脉搏变化及恶心、呕吐、腹泻、头晕、腹痛、手心瘙痒、药物过敏等不良反应,警惕过敏性休克及喉头水肿等严重不良反应,不良反应较重者应及时对症处理。密切注意出血和胎儿、胎盘排出情况。妊娠产物排出前后如有活动性出血,应急诊处理。

（3）在第4次米索前列醇用药后24小时内未完全排出妊娠产物者,判断为药物流产失败,可改用其他方法终止妊娠。

（4）服药期间如发生下列情况之一者,必须及时给予处理,必要时可考虑行钳刮术或负压吸宫术。

1）用药后胚胎或胎儿、胎盘未排出,阴道流血量>100ml。

2）胎儿排出后阴道流血量>100ml或有活动性出血。

3）胎儿排出后1小时胎盘未排出。

4）胎盘排出后阴道流血量>100ml。

5）胎盘有明显缺损。

4. 填写药物流产记录表。

5. 流产后应该密切观察至少2小时,注意阴道流血量和子宫收缩情况。

6. 流产后做好避孕节育宣教,尽早落实避孕措施。可于流产后当天开始使用复方短效口服避孕药。

【术后注意事项】

1. 1个月内避免性生活或盆浴,注意保持外阴清洁,预防生殖道感染。

2. 必须按期随访,按相关规定休息2~4周。如发生大量阴道流血、持续腹痛或发热,需及时就诊。

3. 用药后2周随访,了解出院后的出血和妊娠产物排出情况,出血未止,应行超声检查,宫腔内见内容物者,医师可根据临床情况酌情处理。观察期间有活动性出血或持续性出血者,必要时行清宫手术。组织物应送病理检查。

4. 用药后 6 周随访(月经恢复后),进行流产效果的最终评定并了解月经恢复情况,指导避孕措施。

(陈 施)

第二章

分娩和助产

第一节 会阴切开及缝合术

【适应证】

1. 会阴裂伤难免发生。会阴体过长、过短及伸展不良,估计胎头娩出时将发生Ⅱ度以上的裂伤者。

2. 因母体或胎儿的因素需缩短第二产程,如继发性宫缩乏力、胎儿较大娩出困难、妊娠合并心脏病、重度子痫前期等。

3. 阴道手术助产,产钳术、胎头吸引术及足月臀位助产术等(视母胎情况和手术者经验决定)。

4. 巨大胎儿、早产、胎儿生长受限或胎儿窘迫需减轻胎头受压并及早娩出者。

【禁忌证】

1. 绝对禁忌证 估计不能经阴道分娩(如梗阻性难产)及不宜经阴道分娩(如活动期疱疹)者。

2. 相对禁忌证 人类免疫缺陷病毒感染者。

【操作前准备】

1. 人员准备 更换刷手衣裤,戴口罩、帽子、刷手,穿无菌衣,戴无菌手套。

2. 物品和药品准备 接生包,接生器械,10ml注射器1支,无菌纱布10块,2/0缝合线2根,3/0缝合线1根,7号长针头1个,2%利多卡因10ml,生理盐水100ml,2.5%碘酊棉球1个,75%酒精棉球2个。按要求检查所需用物,符合要求方可使用。

【操作步骤】

1. 按外阴消毒流程消毒外阴。

2. 严格执行无菌技术操作,铺产台。

3. 取膀胱截石位,用碘酊、酒精常规消毒会阴皮肤。2.5%碘酊棉球消毒一次,75%酒精消毒2次,以侧切切口为中心,由内向外消毒皮肤,直径大于10cm。

4. 以会阴左侧切为例,取10ml生理盐水,将2%利多卡因稀释至1%浓度进行阴部神经阻滞麻醉和局部浸润麻醉。取1%利多卡因,在左侧的坐骨结节与肛门之间的皮肤进针,先注射一皮丘,将左手示指、中指放在阴道内触及坐骨棘做引导,将穿刺针水平位进针直达左侧坐骨棘尖端,针尖达坐骨棘外下1cm处,回抽无血后,注入稀释后药物10ml以阻滞阴部神经,抽回长针头至皮下,在准备切开的大小阴唇及进针点间做扇形皮下注射浸润麻醉,注入药液10ml。

5. 当宫缩时,接生者左手示指和中指伸入阴道内,放于先露与阴道壁之间撑在左侧阴道壁处,起引导与保护胎儿先露作用。右手将会阴侧切剪刀(或钝头直剪刀)置于会阴后联合中线向左侧斜下约45°,剪刀平面垂直于皮肤,宫缩时剪开会阴。如会阴高度膨隆时,剪开角度应为60°~70°。切开长度一般为4~5cm。会阴切开后用纱布压迫止血。有小动脉出血者,应予缝扎。

6. 缝合伤口

(1)分娩结束后,仔细检查阴道内切口处有无延裂和阴道壁有无裂伤及血肿,检查完毕按层次缝合伤口。

(2)以生理盐水冲洗切口及外阴,若手套污染建议重新更换无菌手套。铺无菌巾遮住肛门。

(3)将尾纱填入阴道内暴露伤口,尾纱的带子用止血钳夹住。

(4)缝合阴道黏膜:以左手中示指撑开阴道壁,暴露整个阴道黏膜切口,用2/0可吸收线从切口顶端稍上0.5cm处开始连续缝合,一直缝到阴道口并对齐处女膜,缝至处女膜外皮肤黏膜交界处打结,剪断肠线,对合整齐,不留无效腔,不宜过密。

(5)用2/0可吸收线间断缝合肌层。针距0.5cm。

(6)用同号肠线间断缝合皮下脂肪组织。

(7)用纱布遮挡切口,用75%的酒精消毒切口两侧皮肤,用3/0号肠线连续皮内缝合皮肤,或丝线间断缝合皮肤。

7. 取出阴道内尾纱,检查切口有无血肿或出血,有无纱布遗留阴道内。

8. 直肠指检有无肠线穿过直肠黏膜及有无阴道血肿。

9. 用0.5‰碘伏溶液将切口及周围皮肤擦干

净,嘱产妇向健侧卧位,保持侧切伤口清洁干燥,防恶露浸渍切口。

【注意事项】

1. 严格无菌技术操作,操作中注意遮挡肛门。

2. 注意把握会阴切开的时机,切开后尽快娩出胎儿,以减少出血量。

3. 会阴切开应在宫缩时进行,且一次、全层切开。

4. 操作者可根据会阴切开适应证、胎儿大小、会阴情况等因素决定切口大小。

5. 缝合要达到止血和关闭无效腔的目的,恢复原解剖结构。

6. 术毕注意认真核对器械、纱布、尾纱、缝合针,防遗留。

7. 观察有无肛门坠胀、排尿疼痛感等,如有异常,及时报告医师,遵医嘱给予相应处理。

8. 操作者应注意自身防护,预防针刺伤及产妇体液污染。

(刘 军)

第二节　会阴阴道
裂伤缝合术

【 会阴阴道损伤分度 】

Ⅰ度:仅阴道黏膜损伤。

Ⅱ度:会阴肌肉损伤,但不包括肛门括约肌。

Ⅲ度:会阴损伤累及肛门括约肌复合体。其中,Ⅲa:≤50%肛门外括约肌厚度裂伤;Ⅲb:>50%肛门外括约肌厚度裂伤;Ⅲc:同时肛门内括约肌裂伤。

Ⅳ度:会阴裂伤累及肛门括约肌复合体及肛门直肠黏膜。

Ⅲ度、Ⅳ度会阴裂伤与Ⅰ度、Ⅱ度会阴裂伤相比,可导致更严重的临床症状,如会阴痛、性交痛及便失禁等。

【 术前评估与术前准备 】

胎儿胎盘娩出后,常规检查胎盘胎膜完整性,若阴道口仍有持续鲜血流出,排除子宫出血后,应常规行阴道宫颈检查,仔细检查肛门括约肌的完整性,及时发现隐性肛门括约肌损伤。

【 手术步骤 】

1. Ⅰ度会阴阴道裂伤缝合术

(1)Ⅰ度会阴阴道裂伤可能涉及阴道黏膜、阴唇系带、阴蒂及尿道口周围、大小阴唇皮肤黏膜的损伤及处女膜环的断裂,一般裂伤较小,应简单缝合。

(2)缝合目的在于止血,恢复解剖结构。

(3)如出血较多,可以"8"字缝合。

(4)3/0可吸收线对皮肤行间断缝合或连续皮内缝合。

2. Ⅱ度会阴阴道裂伤缝合术

（1）阴道纱条填塞阴道后穹隆及阴道上段，上推子宫，暴露会阴阴道裂伤部位。

（2）2/0可吸收线间断缝合或连续缝合裂伤处阴道黏膜或黏膜下组织，第一针应超过裂口顶端0.5~1.0cm，避免回缩的血管持续出血；如果无法看清裂伤的顶端，可以先尽可能高地缝一针，并以此为工具牵拉裂伤的顶端进入视野。

（3）2/0可吸收线间断缝合撕裂的会阴体深部肌层。

（4）3/0可吸收线行会阴皮肤间断缝合或连续皮内缝合，如血管丰富可采用连续锁边缝合。

（5）取出阴道纱条，常规行直肠指检，检查直肠黏膜的完整性及有无缝线暴露（若有，要及时拆除），并感觉肛门括约肌的收缩力及有无血肿形成。

3. Ⅲ度、Ⅳ度会阴阴道裂伤缝合术

（1）完全性Ⅲ度、Ⅳ度会阴阴道裂伤缝合术应分层进行。

（2）充分暴露撕裂部位，冲洗清洁撕裂创面。

（3）缝合直肠前壁，裂口内松松地塞入一条无菌纱布，用细圆针和3/0可吸收线，由裂口顶端上0.5~1.0cm处开始，间断或连续内翻缝合撕裂的直肠前壁黏膜下层，注意勿穿过直肠黏膜层，边缝边退出纱布。直肠浆膜层、肌层、黏膜层对合良好，再间断或连续缝合直肠旁筋膜和直肠阴道隔筋膜。

（4）肛门括约肌在断裂后回缩，应在撕裂黏膜两侧寻找此结构，用Allis钳夹两侧挛缩的肛门括约肌断端，尽可能完整拉出，肛门括约肌正中部撕裂较侧方撕裂更为常见，用组织剪小心分离周围的结缔组织以松解肌肉断端。缝合可采用端-端缝合或重叠缝合，端-端缝合可对合撕裂肌肉断端，但应避免

"8"字缝合,以防止组织缺血。重叠缝合可将两侧的肌肉断端重叠1~1.5cm,用7号丝线间断缝合,注意所有的缝合应精确对合。用2/0可吸收线褥式缝合直肠筋膜、缝合肛提肌。

（5）2/0可吸收线间断或连续缝合撕裂的阴道黏膜及皮下组织,如血管丰富可采用连续锁边缝合。

（6）3/0可吸收线间断缝合其他撕裂的会阴体肌层。

（7）3/0可吸收线间断或连续皮内缝合会阴皮肤。取出纱条,常规行直肠指检。

【并发症防治】

1. 会阴阴道裂伤缝合后最常见的并发症是伤口裂开、感染、血肿、肛门功能不全、性交困难、泌尿道阴道瘘和直肠阴道瘘等。

2. 缝合过程中应清洁创面、仔细止血、不留无效腔和充分对合组织结构。

3. 缝合后保持局部清洁,适当应用缓泻剂,保持大便通畅。

4. Ⅱ度及以上会阴阴道裂伤可应用抗生素预防感染。

5. 前次妊娠有肛门括约肌裂伤的病史,再次经阴道分娩发生肛门功能异常的风险增加,但无证据支持预防性会阴切开术。

6. 如果前次为有症状的肛门括约肌损伤或直肠测压异常,再次妊娠建议剖宫产终止。

（魏玉梅）

第三节 接生术

【操作前准备】

1. 人员准备 仪表整洁,符合要求。更换刷手衣裤,戴口罩、帽子,六步洗手法洗手。

2. 物品准备 接生包、接生器械、氧气、胎心监护仪、新生儿辐射台、新生儿抢救物品。

3. 药品准备 盐酸利多卡因、肾上腺素、生理盐水、缩宫素、维生素 K_1、新生儿抢救药品。

4. 环境准备 安静整齐,宽敞明亮,室内温度25~28℃,关闭门窗、空调,避免对流风。

5. 产妇准备

(1)评估产妇的诊断、分娩史、骨盆大小、阴道情况、产程进展、胎方位、胎心情况、胎先露、胎儿估重。

(2)评估会阴部皮肤的完整性,有无静脉曲张、炎症、外阴营养不良、手术史及发育情况。

(3)胎头拨露情况。

(4)向产妇说明目的,取得合作。

【操作步骤】

1. 预热辐射台,将辐射台温度调至 32~34℃,摆好辐射台并置于接生台 2m 范围内。

2. 指导产妇用力。初产妇宫口开大 10cm,经产妇宫口开大 3cm 做好接生准备。

3. 按外阴消毒流程消毒会阴。

4. 接生者按外科手术刷手后上台,穿手术衣,戴无菌手套(2 副)。

5. 铺产台

(1)打开无菌产包,将手术衣、器械包、无菌物品及一次性用物依次置于无菌台上。腹部置无菌大毛巾一块,两侧大腿各铺治疗巾一块,会阴部一块,将一块纱布放置肛门处进行遮挡,以防污染。将新生儿小帽子及一块无菌大毛巾分别放在产妇左、右肩膀处备用。

(2)辐射台上铺无菌单,检查新生儿复苏器是否处于完好备用状态,根据孕周准备相应的复苏用物及药品,正确安装一次性面罩待用。

(3)按要求铺好产台,用物放置有序,用一把止血钳套气门芯,按接生顺序摆好器械。与巡回护士一同清点、核对接生器械、纱布、纱垫等的数量,巡回护士准确记录。

6. 接生

(1)接生者正位面对产妇会阴,指导产妇在宫缩期间屏气用力,可取自觉舒适的体位,避免腹部加压。

(2)胎头拨露至着冠,阴唇后联合紧张时,接生者右手用消毒巾保护会阴,左手协助胎头做好分娩机转,娩出胎儿时注意胎头娩出速度不要太快。要求接生人员与产妇配合好,控制产妇用力速度。胎头着冠后,在宫缩间歇,缓慢地娩出胎头大径,防止产道的损伤。

(3)胎头娩出后,此时接生者右手仍应保护会阴,控制胎儿娩出速度,合理运用宫缩力,协助胎头外旋转,使胎儿双肩径与骨盆出口前后径一致。待宫缩时左手将胎儿颈部向下轻压,使前肩自耻骨弓下先娩出。继之再托胎颈向上使后肩从会阴体前缘缓慢娩出。双肩娩出后,右手可放松,协助娩出胎儿躯体。

(4)待胎儿全部娩出后,边报时(分娩时间精确

到秒)边将新生儿放于产妇腹部无菌巾上迅速擦干
(擦干启动要迅速,在 5 秒内即开始擦干,顺序:眼、
脸、头、躯干、四肢,持续时间要达到 20~30 秒,擦干
时注意保护胎脂),擦干后去除新生儿身下湿毛巾,
将产妇肩上的无菌大毛巾盖于新生儿身上、帽子戴
在新生儿头上,注意新生儿保暖。将集血器放在产
妇臀下,以便收集阴道出血。

(5)脱掉第一副已经污染的手套,触摸脐带,待
脐带血管停止搏动后,在距脐带根部 2cm 处用套有
气门芯的止血钳夹闭,再用第二把止血钳距脐带根
部 5cm 处夹住,在两把止血钳之间贴近气门芯侧止
血钳处剪断脐带,固定好气门芯。

(6)当胎儿的前肩娩出后,为防止产后出血,巡
回护士负责在静脉小壶给予缩宫素 10U,随后稀释
再持续静脉注射。

7. 新生儿处理 对新生儿进行快速评价及初
步复苏;如有新生儿窒息按照新生儿复苏程序处理。

8. 帮助新生儿早接触、早吸吮。凡无母乳喂养
禁忌证的新生儿于出生后即刻与母亲皮肤接触、完
成第一次母乳喂养,全过程不少于 90 分钟。

9. 充分皮肤接触 90 分钟后,台下巡回助产士
测量新生儿体重身长、查体、肌内注射维生素 K_1 预
防颅内出血。在新生儿病历上按新生儿右脚脚印和
母亲的右手拇指指印,与母亲核对其姓名、新生儿性
别、住院号,给新生儿系脚条或腕带,将新生儿放在
母亲身边,完善并填写新生儿病历。

10. 胎盘娩出 观察胎盘有无剥离征象,如胎
盘已剥离,助手可轻压腹部子宫底处协助胎盘娩出。
当胎盘娩出至阴道口时,接生者用双手握住胎盘,向
一个方向旋转,缓慢向外牵拉,协助胎膜完整剥离排

出。如在排出过程中发现胎膜部分断裂,可用止血钳将断裂上端的胎膜全部夹住,再继续向原方向旋转,直至胎膜完全排出。胎盘胎膜娩出后,按摩子宫刺激其收缩,减少出血,在按摩子宫的同时,注意观察并测出血量。

11. 检查胎盘 将胎盘铺平,先检查母体面,有无胎盘小叶缺损,若有缺损测量缺损面积。然后将胎盘提起,检查胎膜是否完整,仔细检查胎儿面边缘有无断裂血管,及时发现副胎盘。如有副胎盘、部分胎盘或大块胎膜残留应及时通知医师,在无菌操作下,手伸入子宫腔内取出残留组织,并在分娩单上详细记录。

12. 按常规进行软产道检查(原则:由外向内、由健侧向患侧依次检查),如有软产道裂伤进行修补、缝合。

13. 清理产台,清点器械和纱布,用弯盘将血及羊水刮净,计出血量,用手消毒剂快速消毒双手,将污染产包按照生活垃圾与医用垃圾分别放置,倒污物桶并清洁产床、地面。

【注意事项】

1. 严密观察产妇生命体征、产程进展和胎心的变化,一旦出现生命体征发生急剧变化、大量出血、呛咳、产程进展缓慢、肩难产、胎心异常等突发情况时,立即通知医师。

2. 严格执行无菌技术操作原则,防止感染;保护会阴,避免会阴裂伤。

3. 关心体贴产妇,指导产妇正确使用腹压,接生手法正确,动作轻柔,分娩过程中严禁在产妇腹部加压。

4. 操作中注意适时遮盖产妇裸露的身体,保护产妇隐私。

5. 提前预热新生儿辐射台,注意新生儿保暖。对于体重<1 500g的极低出生体重儿可将其头部以下躯体和四肢放在清洁的塑料袋内,或盖以塑料薄膜置于辐射台上。

6. 仔细检查胎盘胎膜是否完整,防止残留。

7. 有会阴切开指征者予以会阴侧切术,术前行阴部神经阻滞麻醉或局部浸润麻醉。在麻醉前询问有无盐酸利多卡因过敏史。

8. 与助手认真核对接生器械、纱布、纱垫等的数量并准确记录。

9. 需转运的新生儿,转运前确认新生儿病情平稳,包括预防体温过低、低血糖、低血氧、呼吸暂停和感染。

(刘　军)

第四节　会阴阴道血肿清创缝合术

【术前评估及术前准备】

1. 分析评估会阴阴道血肿发生原因

（1）分娩损伤或手术损伤。

（2）缝合止血不彻底。

（3）宫颈裂伤累及阴道部。

（4）凝血功能障碍。

2. 术前准备

（1）完善血常规、凝血功能等检查。

（2）开放静脉通路，必要时备血液制品。

（3）根据患者情况决定麻醉方式。

（4）准备碘伏纱布、引流条等。

【手术步骤】

局部血肿较大者，如存在会阴切开伤口，可拆除伤口缝合线，清除血块，暴露出血部位，找到出血点，缝扎止血，稀碘伏溶液充分冲洗血肿腔，可吸收线间断缝合，关闭血肿腔。

如无会阴伤口，可以局部压迫观察，继续增大者，可于血肿侧阴道与皮肤交界处切开至血肿，或切开血肿张力最大之部位，清除血肿后用可吸收线间断缝合关闭血肿腔。

如血肿暴露后无法找到出血点，可使用可吸收线直接缝合关闭血肿腔，并局部外阴冷敷，压迫止血20~30分钟。

如果创面有广泛渗血不能缝扎止血或血肿超过24小时不宜行创面缝合者，可用碘伏纱布条填塞血肿腔及阴道，压迫止血。

【术后注意事项】

1. 严密观察有无出血,防止再次发生血肿。

2. 给予抗生素预防感染。

3. 酌情给予止血药物。

4. 如有阴道填塞纱布条,术后 12~24 小时取出。放置引流条者,术后 24~48 小时取出。

(赫英东)

第五节　子宫下段剖宫产术

【手术指征】

1. 胎儿窘迫　指妊娠期因合并症或并发症所致的急、慢性胎儿窘迫和分娩期急性胎儿窘迫短期内不能经阴道分娩者。

2. 头盆不称　绝对头盆不称或相对头盆不称经充分阴道试产失败者。

3. 瘢痕子宫　2次及以上剖宫产手术后再次妊娠者,既往子宫肌瘤剔除术穿透宫腔者。

4. 胎位异常　胎儿横位,初产足月单胎臀位(估计胎儿出生体重>3 500 g 者)及足先露。

5. 前置胎盘及前置血管　胎盘部分或完全覆盖宫颈内口者及前置血管者。

6. 双胎或多胎妊娠　第一个胎儿为非头位;复杂性双胎妊娠;连体双胎、三胎及以上的多胎妊娠应行剖宫产术。

7. 脐带脱垂　胎儿有存活可能,评估结果认为不能迅速经阴道分娩,应行急诊剖宫产以尽快挽救胎儿。

8. 胎盘早剥。

9. 孕妇存在严重合并症和并发症　如合并心脏病、呼吸系统疾病、重度子痫前期或子痫、急性妊娠期脂肪肝、血小板减少及重型妊娠期肝内胆汁淤积症等,不能承受阴道分娩者。

10. 妊娠巨大胎儿者　估计胎儿体重>4 500 g 或妊娠糖尿病估计胎儿体重>4 250 g。

11. 产道畸形　如高位阴道完全性横隔、人工阴道成形术后等。

12. **外阴疾病**　如外阴或阴道发生严重静脉曲张者。

13. **感染性疾病**　如宫内感染、生殖道严重的淋病、尖锐湿疣等。

14. **妊娠合并肿瘤**　妊娠合并宫颈癌、巨大的宫颈肌瘤、子宫下段肌瘤影响胎头下降等。

【手术时机】

1. 择期剖宫产术　指具有剖宫产手术指征,孕妇及胎儿状态良好,有计划、有准备的前提下,先于分娩发动的择期手术。因妊娠 39 周前的剖宫产手术,胎儿发生呼吸道感染并发症的风险较高,除双胎或多胎妊娠及前置胎盘等外,择期剖宫产手术不建议在妊娠 39 周前施行。

2. 急诊剖宫产手术　指在威胁到母儿生命的紧急情况下的剖宫产手术。应争取在最短的时间内结束分娩,并需要产妇与家属配合,以及产科、新生儿科和麻醉科医护人员的沟通与配合。

【手术准备】

1. 术前谈话

(1)剖宫产手术的指征和必要性。

(2)剖宫产手术前、术中和术后母儿可能出现的并发症。

(3)签署知情同意书:夫妻双方及主管医师签字。

2. 术前准备

(1)术前应完成以下实验室检查项目:①血、尿常规,血型;②凝血功能;③感染性疾病筛查(乙型肝炎、丙型肝炎、人类免疫缺陷病毒、梅毒等);④心电图检查;⑤生化检查(包括电解质、肝肾功能、血糖);⑥胎儿超声检查;⑦其他,根据病情需要而定。

(2)酌情备皮。

（3）留置导尿管。

（4）备血。

（5）预防感染。

（6）术前评估。

【麻醉方式的选择及注意事项】

1. 与孕妇及家属的麻醉前谈话。

2. 禁食水。

3. 麻醉前的生命体征监护，监测孕妇的呼吸、血压、脉搏、监测胎心率等。

【手术步骤】

1. 腹壁切口的选择

（1）腹壁横切口：与纵切口相比，横切口术后孕产妇切口不适感的发生率更低，外观比较美观。

1）Joel-Cohen 切口：切口位于双侧髂前上棘连线下大约 3cm 处，切口呈直线，缺点是位置偏高，外观不太美观。

2）Pfannenstiel 切口：切口位于耻骨联合上 2 横指（3cm）或下腹部皮肤皱褶水平略上，切口呈弧形，弯向两侧髂前上棘，其切口位置偏低较为美观，切口张力小，术后反应轻微，切口更容易愈合。

（2）腹壁纵切口：位于脐耻之间腹白线处，长10~12cm。优点为盆腔暴露良好，易掌握与操作，手术时间短；不足之处为术后疼痛程度较重，切口愈合时间较长，外观不够美观。

2. 膀胱的处理　一般情况下，当子宫下段形成良好时，不推荐剪开膀胱腹膜反折而下推膀胱；除非是子宫下段形成不良或膀胱与子宫下段粘连者。

3. 子宫切口的选择　多选择子宫下段中上 1/3 处的横切口，长约 10cm。当子宫下段形成良好时建议钝性分离打开子宫，这样可以减少失血及产后出血的发生率。前置胎盘及胎盘植入孕妇避开胎盘附着部位酌情选择切口位置。

4. 产钳的应用   当胎头娩出困难的时候,可考虑应用产钳助产。

5. 缩宫素的应用   胎儿娩出后予缩宫素 10~20U 直接子宫肌壁注射和/或缩宫素 10U 加入 500ml 晶体液中输注。可有效促进子宫收缩和减少产后出血。

6. 胎盘娩出方式   建议采取控制性持续牵拉胎盘而非徒手剥离娩出胎盘,可减少出血量和子宫内膜炎的发生风险。不建议胎儿娩出后立即徒手剥离胎盘,除非存在较明显的活动性出血或 5 分钟后仍无剥离迹象。娩出后仔细检查胎盘、胎膜是否完整。

7. 缝合子宫切口   单层缝合子宫方法的安全性和效果尚不明确。目前,建议双层连续缝合子宫切口。注意子宫切口两边侧角的缝合,缝合应于切口侧角处 0.5~1.0cm 开始,第一层全层连续缝合,第二层连续或间断褥式缝合包埋切口;要注意针距、缝针距切缘的距离及缝线的松紧度。

8. 缝合腹壁   ①清理腹腔,检查是否有活动性出血、清点纱布和器械;②酌情缝合脏腹膜和壁腹膜;③连续或间断缝合筋膜组织;④酌情缝合皮下组织;⑤间断或连续皮内缝合皮肤。

9. 新生儿的处理   断脐、保暖、清理呼吸道等常规处理。

【术后管理】

1. 术后常规监测项目   ①生命体征;②宫缩及出血情况。

2. 预防血栓形成   鼓励尽早下床活动,可根据产妇有无血栓形成的高危因素,个体化选择穿戴弹力袜、预防应用间歇充气装置、补充水分及皮下注射低分子量肝素等。

3. 进食进水的时机 应根据麻醉方式酌情安排。

4. 尿管拔除时机 术后次日酌情拔除。

5. 术后切口疼痛的管理 术后给予含有阿片类镇痛药物的镇痛泵,可缓解剖宫产术后的切口疼痛。

6. 术后缩宫素的应用 术后常规应用缩宫素。

7. 血、尿常规的复查 常规复查血常规,酌情复查尿常规。

8. 出院标准

(1)一般情况良好,体温正常。

(2)血、尿常规基本正常。

(3)切口愈合良好。

(4)子宫复旧良好,恶露正常。

(魏玉梅)

第六节 产钳助产术

【分类】

1. 出口产钳 胎头已拨露或着冠;胎头颅骨已达盆底;矢状缝在骨盆前后径上或者胎方位为枕左前、枕右前、枕左后、枕右后;旋转胎头不超过45°。

2. 低位产钳 胎头最低点达到 +2cm 水平或者以下,但未达盆底。

3. 中位产钳 先露在 +2cm 以上,但是胎头已衔接。

4. 高位产钳 现已废弃。

【适应证】

1. 母体合并症或并发症需缩短第二产程

2. 胎儿窘迫

3. 第二产程延长

4. 胎头吸引失败

【前提条件】

1. 胎儿存活

2. 胎头已衔接

3. 胎膜已破

4. 宫口开全

5. 胎方位明确

6. 无头盆不称

7. 麻醉充分

8. 排空膀胱

9. 操作者熟练

10. 操作者在必要时愿意放弃手术

11. 术前取得孕妇同意

12. 辅助人员和设备齐全

【操作步骤】

1. 膀胱截石位,阴道检查确认胎方位及胎头位置。

2. 常规消毒铺巾。

3. 导尿。

4. 双侧阴部神经阻滞麻醉。

5. 会阴侧切。

6. 将两叶产钳扣合确定左右叶及上下方向。

7. 产钳表面涂润滑油。

8. 放置第一叶产钳 操作者右手放入阴道内,于3点处寻找胎耳,如非正枕前或正枕后位,则顺胎头移动右手至1~2点(或4~5点)处寻找胎耳,然后五指分开握住胎头,顺时针(或逆时针)旋转胎头至胎耳位于3点处。如果是右枕横位,转至2~3点处即可,如果是左枕横位,可多转一点,亦转至2~3点位置。左手执左叶产钳顺盆弯及头弯(阻力最小的方向)缓慢置入第一叶产钳,请助手固定。

9. 放置第二叶产钳 操作者将左手放入阴道导引(此时阴道内空间有限,多数情况下仅可放入4个手指),右手执右叶产钳缓慢置入胎头右侧,如两叶产钳交合不易,通常需用左手将第二叶产钳略上抬(至9点处)。

10. 交合两叶产钳,如交合困难需调整第二叶产钳或重置第一叶产钳。

11. 宫缩时助手保护会阴,牵引者取坐位,左手从钳柄下方用示指和中指勾住钳锁部两侧向外突起的手柄,右手从钳柄上方用中指放在柄锁中间,示指和无名指叠在左手指上勾住柄锁部两侧向外突起的手柄(柄锁上可垫一块纱布),宫缩时术者牵拉产钳,注意需顺骨盆轴的方向牵拉,如阻力大,则需调整牵拉方向。如牵拉困难需重新评估有无头盆不称。

12. 取出产钳　当胎头前额完全牵出时可以取下产钳,取出次序与放置产钳相反,先取右叶,后取左叶。取产钳时需沿胎头弧度缓慢滑出,避免损伤。

【并发症】

1. 母体风险　会阴裂伤,尿失禁,大便失禁。

2. 胎儿风险　头皮血肿和帽状腱膜下出血,颅内出血,皮肤擦伤。

（孙伟杰）

第七节 臀位助产术

【安全保障】

1. 持续电子胎心监护。

2. 产程初期做好即刻剖宫产准备。

3. 分娩现场有两名有经验的产科医师待命。

4. 配备儿科团队。

5. 在产力正常的情况下,如果出现产程停滞则需考虑剖宫产。

【适应证】

目前多仅限于双胎之第二胎为臀位、忽略性臀位。

【操作步骤】

1. 胎儿脐部娩出之前不进行人工干预,等待胎臀自行暴露:在宫缩的作用下,胎头可维持俯屈。过早牵引,可促使胎头仰伸,增加胎头嵌顿及胎臂上举的风险。

2. 单臀先露时腿部的娩出 使用 Pinard 手法协助娩出胎儿腿部。胎儿分娩至肚脐部位时,对胎儿膝盖内侧用力(外旋臀部及大腿),使其屈曲,然后将小腿娩出。同时,胎儿骨盆旋转至另一侧。外旋转另一侧臀部及大腿,膝关节屈曲,娩出胎儿另一下肢。

3. 躯干的娩出 胎儿下肢娩出后,用治疗巾包裹胎儿下肢和骨盆以免滑脱,手握胎儿骨盆,随着产妇用力,胎儿继续下滑。接生者注意引导并辅助胎儿旋转至胎背朝上的位置,并注意保护胎体。脐部娩出后可将脐带适当向下牵出。

4. 上肢的娩出 以"猫洗脸"的方式完成。躯干娩出至腋窝下降至阴道口时,操作者的手顺胎背滑至胎肩,再至肱骨及肘关节,将一侧上肢从胸前滑过并牵引至阴道口,然后以同样方式处理另一侧肱骨。娩出右臂时,逆时针轻轻旋转胎儿躯干,帮助右臂从胸腔滑过娩出;娩出左臂时,需顺时针旋转胎儿,促使其左臂分娩(朝上肢方向旋转胎体)。

5. 胎头的娩出　随着产妇进一步用力,胎头常可自然娩出。如未自然娩出,可向胎儿上颌骨(不是下颌骨)施压,使胎头最大程度地俯屈(Mauriceau-Smellie-Veit法),同时轻柔向下牵引胎儿并在耻骨联合上方施压。

6. 后出头产钳　如胎头娩出困难,可使用Piper产钳(只有头弯没有盆弯)。助手将胎儿躯干轻微抬起,同时助产者屈膝,产钳从胎儿躯干下方进入骨盆出口,置于胎头两侧,宫缩时牵拉产钳。

【并发症】

高胆红素血症、骨折、颅内出血、新生儿窒息、抽搐、死亡。

(孙伟杰)

第八节　肩难产处理流程

【定义】

胎儿肩部在通过骨盆入口时梗阻,常规助产不能娩出胎儿肩部,需额外的产科手法帮助娩出。

造成肩难产的原因:胎儿与骨盆入口大小绝对不相称,或胎位异常导致胎肩和骨盆相对不称。

【危险因素】

高出生体重儿、母体肥胖、第二产程延长、巨大胎儿分娩史、肩难产史、妊娠糖尿病、产程减速期延长、过期妊娠、高龄妊娠、母体妊娠期体重增加过多、男胎、硬膜外镇痛。

【识别】

"龟缩征",已娩出的胎头向会阴方向回缩。

【操作方法】

1. 屈大腿法(McRoberts 法)　为首选。产妇双腿屈曲并压向其腹部,以拉平腰椎并使母体骨盆和耻骨联合向腹部旋转,增加骨盆入口的有效面积。

2. 耻骨上加压法　可以直接由前肩向内下方施压,也可通过摇摆帮助胎背向前娩出。目的是通过前肩内收来减少双肩峰间径,使肩峰间径转至骨盆入口斜径后娩出前肩。

3. 牵后臂娩后肩法　操作者需将手置于产妇阴道内,从后肩开始沿着胎儿后臂的肱骨,一直到胎儿肘部,抓住胎儿的小臂,自胎儿胸部前方牵引胎儿后臂娩出阴道。如果无法触及胎儿小臂,稍用力压肘前小窝,使肘关节屈曲,娩出后臂,然后娩出后肩。

4. 旋肩法　改变胎肩的位置,利于娩出。

(1) Rubin 手法:将手置于阴道,向胎儿肩后部施压,前肩和后肩均可(选择更易触及的那个),将肩部推向胎儿胸部。通过胎儿肩部内收,减小双肩峰间径,且使前肩旋转至骨盆入口斜径,以此解除耻骨联合下的前肩嵌顿,娩出胎肩。

(2)Woods 手法:将手指置于胎儿后肩的前面,将胎儿的肩部向其背部旋转,将胎儿躯干旋转180°,使其通过旋转后下降、娩出。

5. 变换孕妇体位至"四肢着床"体位,通过重力作用使胎儿后肩前移。

6. 胎头还纳后行剖宫产术和耻骨联合切开术极少应用。

【并发症】

1. 母体风险 会阴裂伤。

2. 胎儿风险 锁骨骨折、臂丛神经损伤、缺血缺氧性脑病、新生儿死亡。

(孙伟杰)

第九节 外倒转术

【适应证】

臀位或横位,患者要求阴道分娩,经产妇孕周≥37周,初产妇孕周>36周。

【禁忌证】

1. 已有明确剖宫产指征(如前置胎盘)

2. 羊水过少或胎膜早破

3. 胎心监护可疑

4. 严重的胎儿畸形或子宫畸形

5. 胎盘早剥

6. 多胎妊娠(但第一个胎儿娩出后可以考虑第二个胎儿行外倒转术)

【相对禁忌证】

1. 母亲高血压

2. 母亲肥胖

3. 胎儿生长受限

4. 羊水量偏少

5. 前次剖宫产

6. 胎头过度仰伸

【围手术期准备】

1. 超声检查明确胎儿胎方位,除外头位,了解羊水量,除外胎儿明显畸形,并确认胎盘位置。

2. 行胎心监护,确认 NST 反应型。

3. 确认孕妇 Rh 血型,若为 Rh 阴性血型,术后积极使用 Rh 免疫球蛋白。

4. 术后应行胎心监护。

5. 孕妇知情同意并签署知情同意书,备剖宫产和输血同意书。

6. 备腹带、两条成人用长毛巾术后固定胎位，备皮、导尿。

【手术并发症】

1. 胎盘早剥
2. 子宫破裂
3. 母胎溶血
4. 同族免疫
5. 早产
6. 胎儿窘迫
7. 胎死宫内(少见)
8. 羊水栓塞(罕见)

【手术步骤】

手术应在可以即刻行急诊剖宫产处进行(手术室)，可考虑两人配合操作，充分评价后选择合理的旋转方式。手术成功的标志是通过超声或四部触诊可发现胎头位于耻骨联合上缘。

1. 椎管内麻醉满意后，孕妇取臀高仰卧位，身体可向一侧倾斜 15°~20°，露出整个腹壁，术者站于孕妇右侧，超声确认胎位及先露，检查胎心良好。

2. 松动先露部 若先露部已部分进入盆腔，应先松动先露部，即术者先以两手插入先露部的下方，将先露上提并使之松动。若此法不能成功，可使助手从阴道穹窿部上推先露部使之松动，术者随即以一手置于先露部的下方把握着已被松动的先露部。

3. 倒转胎儿 施行倒转术时必须考虑胎儿背部和腹部的位置，以防止倒转时胎头仰伸。术者两手分别把握胎儿两端，一只手首先将欲转为先露的胎头沿胎儿腹侧轻轻地向骨盆入口下推，另一只手再将臀部轻轻上推，推向子宫底部，以断续的动作下推胎头，交替上推胎臀。一只手稳定住每一次推转所得的成果,另一只手则相应地进行下一步动作,至完成倒转术。有时在腿直臀位时,按上述正规倒转术失败后可按相反方向倒转反而可能成功。

4. 术后处理　立刻听胎心,超声确认胎头先露,腹带包裹固定胎头,行胎心监护。腹带取下的时间为胎头入盆衔接时,胎头浮动可适当取低矮坐位,睡眠取侧卧位促进胎头入盆。每周复查超声。

（孙　笑）

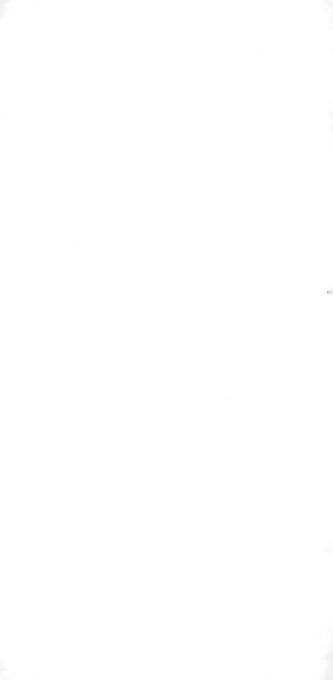

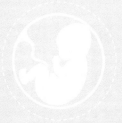

第三章

产科抢救及常用操作

第一节　产后出血的常用药物治疗

1. 宫缩剂是治疗产后宫缩乏力出血的主要药物,常用促宫缩药物的剂量、不良反应和禁忌证如下(表 3-1-1):

(1)缩宫素:预防和治疗产后出血的一线药物。治疗产后出血方法为:缩宫素 10U 肌内注射或子宫肌层注射或宫颈注射,以后 10~20U 加入 500ml 晶体液中静脉滴注,常规速度 250ml/h。静脉滴注能立即起效,但半衰期短(6 分钟),故需持续静脉滴注。缩宫素应用相对安全,但大剂量应用时可引起高血压、水中毒和心血管系统不良反应;快速静脉注射未

表 3-1-1　常用宫缩剂

药物	剂量和给药途径	起效时间和半衰期	给药间隔	不良反应	禁忌证
缩宫素	10U 肌内注射或子宫肌层注射或子宫颈注射,以后 10~20U 加入 500ml 晶体液中静脉滴注	立即起效,半衰期 6min	持续静脉滴注,24h 不超过 60U	不良反应轻,大剂量应用时可引起高血压、水中毒和心血管系统不良反应	快速静脉注射未稀释的缩宫素,可导致低血压、心动过速和/或心律失常,禁忌使用
卡贝缩宫素	100μg 单剂静脉推注	2min 起效,半衰期 40~50min	单剂	不良反应小	不能用于对缩宫素和卡贝缩宫素过敏者
卡前列素氨丁三醇(欣母沛)	250μg 深部肌内注射或子宫肌层注射	3min 起作用,30min 达作用高峰,可维持 2h	间隔 15~90min 可重复使用,总量不超过 2000μg(8次)	暂时性的呕吐、腹泻等	哮喘、心脏病和青光眼患者禁用

续表

药物	剂量和给药途径	起效时间和半衰期	给药间隔	不良反应	禁忌证
米索前列醇	200~600μg 顿服或舌下给药	11min 起效，半衰期 20~40min	单剂量，舌下含服吸收快，维持时间久（3h）	不良反应较大，恶心、呕吐、腹泻、寒战和体温升高常见	青光眼、哮喘及过敏体质者禁用
卡前列甲酯栓	1mg 直肠、阴道或舌下给药	半衰期 30min	总量不超过 3mg	偶有一过性胃肠道反应或面部潮红但会很快消失	青光眼、哮喘及过敏体质者禁用
麦角新碱	0.2mg，肌内注射或子宫肌内注射或稀释后静脉注射	肌内注射 2~3min 起效，持续 3h	每 2~4h 一次，最多 5 次	高血压、低血压、恶心、呕吐	高血压、心脏病、雷诺综合征禁用

稀释的缩宫素,可导致低血压、心动过速和/或心律失常,禁忌使用。因缩宫素有受体饱和现象,故24小时总量应控制在60U内。

（2）卡贝缩宫素:为长效缩宫素,起效快（2分钟）,半衰期长（40~50分钟）,给药简便,100μg单剂静脉推注可减少治疗性宫缩剂的应用,其安全性与缩宫素相似。

（3）卡前列素氨丁三醇:为前列腺素 $F_{2\alpha}$ 衍生物（15-甲基 $PGF_{2\alpha}$）,能引起全子宫强力的收缩。用法为250μg深部肌内注射或子宫肌层注射,3分钟起效,30分钟达作用高峰,可维持2小时;必要时重复使用,总量不超过2 000μg。哮喘、心脏病和青光眼患者禁用,高血压患者慎用;常见不良反应有暂时性的呕吐、腹泻等。

（4）米索前列醇:系前列腺素 E_1 的衍生物,可引起全子宫有力收缩,在没有缩宫素的情况下也可作为治疗子宫收缩乏力性产后出血的一线药物。应用方法:米索前列醇200~600μg顿服或舌下给药。但米索前列醇不良反应较大,恶心、呕吐、腹泻、寒战和体温升高常见;高血压、活动性心、肝、肾疾病及肾上腺皮质功能不全者慎用,青光眼、哮喘及过敏体质者禁用。

（5）其他:治疗产后出血的宫缩剂还包括卡前列甲酯栓（可直肠或阴道给药,偶有一过性胃肠道反应或面部潮红但会很快消失）及麦角新碱等。

2. 止血药物　如果宫缩剂止血失败,或者出血可能与创伤相关,可考虑使用止血药物。推荐使用氨甲环酸,其具有抗纤维蛋白溶解的作用,1次1g静脉滴注,1日用量为0.75~2g。

（孔令英　杨慧霞）

第二节 产后出血的手术治疗

1. 子宫缝合止血

（1）B-Lynch 缝合术：适用于子宫收缩乏力、胎盘因素和凝血功能异常性产后出血，应用子宫按摩及宫缩剂无效并有可能切除子宫的患者。

1）先行压迫试验：将子宫托出腹腔，行子宫压迫试验，如加压后出血基本停止，则成功可能性大。

2）下推膀胱腹膜反折，进一步暴露子宫下段。

3）用>70mm 的钝圆针进行缝合。先从子宫切口下缘 2~3cm，子宫内侧 3cm 处进针，经宫腔至距切口上缘 2~3cm，子宫内侧 4cm 出针；然后经距宫角 3~4cm 宫底将缝线垂直绕向子宫后壁，于前壁相应位置进针，进入宫腔横向至左侧后壁与右侧相应位置出针，出针后将缝线垂直通过宫底至子宫前壁，在右侧相应位置分别于左侧切口上、下缘缝合（图 3-2-1）。助手用双手对子宫前后壁持续施加压力，同时慢慢将两侧的线头向一起收紧，检查无出血即可打结。整个缝合过程中助手一直压迫子宫以减少出血。另外，用 1~2 分钟时间逐渐加压并收紧缝线非常关键，完成后缝线两端的结位于剖宫产横切口中线的下方。

（2）Hayman 缝合术：其实是一种改良的 B-Lynch 缝合术，主要适用于子宫体收缩乏力。

1）先行压迫试验。下推膀胱腹膜反折，进一步暴露子宫下段。

2）从右侧子宫切口右侧下缘 2cm，子宫内侧 3cm，从前壁进针到后壁出针，然后绕到宫底打结；左侧同法操作（图 3-2-2）。

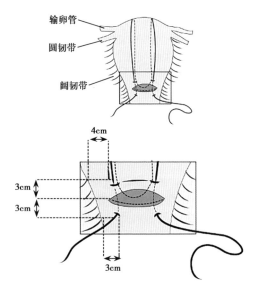

输卵管

圆韧带

阔韧带

图 3-2-1　B-Lynch 缝合术

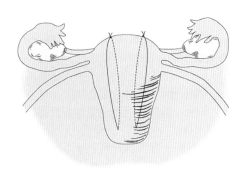

图 3-2-2　Hayman 缝合术

（3）CHO缝合术:主要用于子宫收缩乏力性产后出血和前置胎盘引起的产后出血。

1）在子宫出血严重处任选一个进针点,从子宫前壁到后壁贯穿缝合;在第一个进针点一侧2~3cm,从子宫后壁到前壁贯穿缝合;然后,在第二个进针点一侧2~3cm,从子宫前壁到后壁贯穿缝合;在第三个进针点一侧2~3cm,从子宫后壁到前壁贯穿缝合。组成一个方形,然后打结(图3-2-3)。

2）若为宫缩乏力,则从宫底到子宫下段行4~5个缝合;若为胎盘粘连则需在胎盘剥离面进行2~3个缝合;若为前置胎盘剥离面的出血,在缝合前需下推膀胱。

（4）子宫下段横行环状压迫缝合术:主要针对前置胎盘子宫下段胎盘剥离面出血的止血方法。

1）先行压迫试验。下推膀胱腹膜反折,进一步暴露子宫下段。

2）从右侧子宫切口下缘2~4cm、子宫内侧0.5~1.0cm处进针,从前壁到后壁,然后把缝线拉至左侧,在与右侧相对应处由后壁到前壁贯穿缝合;助手双

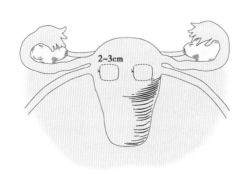

图 3-2-3　CHO 缝合

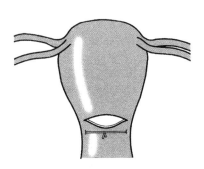

图 3-2-4   子宫下段横行环状压迫缝合术

手加压子宫下段,同时收紧两根缝线,检测无出血即打结(图 3-2-4)。

2. 盆腔血管结扎

(1)子宫血管结扎:适用于难治性产后出血,尤其是剖宫产术中子宫收缩乏力或胎盘因素的出血,经宫缩剂和按摩子宫无效,或子宫切口撕裂而局部止血困难者。

1)将子宫置于腹腔外,下推膀胱腹膜反折,用带有 0 号或 1 号可吸收线的大圆针,在距子宫侧缘、子宫动脉内侧约 2cm 处从前向后穿过肌层,然后从阔韧带无血管区穿出并打结;同法处理对侧。注意子宫动脉的结扎应包括少量子宫肌层,其原因是子宫肌层有很好的缓冲作用使结扎包括了所有子宫动脉的分支并有助于稳定结扎。该法血管结扎部位选择在子宫动脉上行支,经子宫边缘,位于子宫下段的上部结扎;若已行剖宫产术,在子宫切口下 2~3cm 处结扎。结扎时应确定膀胱远离结扎部位,以避免损伤输尿管或膀胱,后方注意避免损伤肠管、输卵管、卵巢。

2)《产后出血预防与处理指南(2023)》中推荐

实施 3 步血管结扎术法,即双侧子宫动脉上行支结扎;双侧子宫动脉下行支结扎;双侧卵巢子宫血管吻合支结扎(图 3-2-5)。此法每实施一步需观察出血量、出血速度。

(2)髂内动脉结扎:髂内动脉结扎术手术操作困难,需要由盆底手术技术熟练的妇产科医师操作。一般不建议作为一线方法。适用于宫颈或盆底渗血、宫颈或阔韧带出血、腹膜后血肿、保守治疗无效的产后出血,结扎前后需准确辨认髂外动脉和股动脉,必须小心,勿损伤髂内静脉,否则可导致严重的盆底出血。

3. 子宫切除术　适用于各种保守性治疗方法无效者。一般为子宫次全切除术,如前置胎盘或部分胎盘植入宫颈时行全子宫切除术。操作注意事项:由于子宫切除时仍有活动性出血,故需以最快的

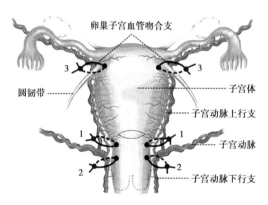

图 3-2-5　子宫血管结扎步骤

1. 双侧子宫动脉上行支结扎;2. 双侧子宫动脉下行支结扎;3. 双侧卵巢子宫血管吻合支结扎。

速度"钳夹、切断、下移",直至钳夹至子宫动脉水平以下,然后缝合打结,注意避免损伤输尿管。

4. 其他手术方法

(1)宫颈提拉式缝合术:适用于前置胎盘或凶险性胎盘植入手术中子宫下段深处,特别是宫颈处,乃至侵及宫颈口深处的出血。

1)用 Allis 钳伸入宫颈内,钳夹宫颈内口以下的宫颈组织(黏膜及肌层),轻柔向上提拉 3~4cm,观察活动性出血的创面。若提拉组织下方仍有活动性出血,则将 Allis 钳下移,再钳夹其下方的宫颈组织,并向上提拉。

2)用上述方法将宫颈内口下 3、6、9、12 点处的正常无胎盘附着的宫颈管组织均向上提拉出宫颈内口,提拉中注意避免宫颈管组织撕脱。

3)用 2/0 可吸收线将提拉出的组织折叠缝合于其上方的宫颈内口和子宫下段胎盘附着处,缝合深度以穿过子宫肌层为宜(图 3-2-6)。若仅缝合黏

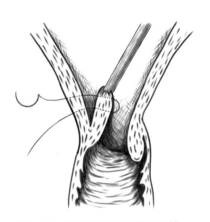

图 3-2-6　宫颈提拉式缝合术(詹瑞玺绘)

膜和蜕膜则容易导致组织切断,达不到缝扎止血的效果。若子宫前壁膀胱已下推,子宫后壁无粘连则缝合深度可穿透子宫浆膜层。缝合方法可采用间断、连续或连续扣锁缝合。另外,注意进针位置低于Allis 钳提拉的宫颈组织,同时应避免将前后壁一同关闭缝合而导致术后宫腔积血不能排出。

（2）子宫下段前后缩窄加血管纵横阻断缝合术（vessel interruption and perfoliate compression suture,VIP-CS）:VIP-CS 通过多重缩窄压迫子宫前后下段,起到压迫止血的效果,同时通过纵加横双重阻断两侧的子宫动脉下行支及供应子宫下段血液的新生的大量血管网络丛,对前壁大面积胎盘植入效果较好。另外,血管纵横阻断对手术操作技术要求较高。

1）分离膀胱与子宫下段及宫颈间隙,伴有膀胱穿透性植入可能需切除部分膀胱,尽量分离膀胱至宫颈外口水平,中间部位如致密粘连暂缓分离,只要能分离暴露出子宫下段两侧均有 2~3cm 距离即可便于缝合。

2）在子宫下段前壁用 1 号可吸收线行 2~3 个重叠大面积荷包式缝合,使得膨大壁薄的前壁尽量缩窄压迫止血(图 3-2-7),同法处理后壁下段。

3）辨清左侧输尿管位置,在前壁缩窄缝合外侧,宫颈内口上 0.5~1.0cm 水平左侧前壁进针,穿透至后壁出针,向上在阔韧带后叶进出针绕至子宫前壁,再进针穿透至后壁;向上至剖宫产切口下水平,自后壁进针穿透至前壁,向下在阔韧带前叶进针至子宫后壁,进针穿透至前壁,打结,同法处理右侧(图 3-2-7)。

（3）其他子宫下段-宫颈压迫缝合方法:其他常

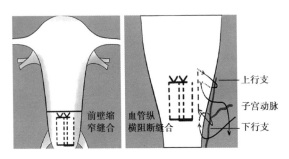

图 3-2-7 子宫下段前后缩窄加血管纵横阻断缝合术

用针对前置胎盘、胎盘植入子宫下段及宫颈出血的缝合方式还包括 Hwu 缝合术、子宫下段环形蝶式缝合术、子宫下段-宫颈漏斗缝合术等。

（4）宫颈环扎术或宫颈缝合术：有文献报道通过宫颈环扎术或宫颈缝合术治疗前置胎盘术中子宫下段及宫颈出血者，其机制主要是通过机械压迫作用阻断了宫颈和子宫下段的血流，达到止血的目的，但存在争议。

1）宫颈环扎术：产妇取膀胱截石位，消毒外阴、阴道及宫颈，用窥器暴露宫颈，以 0 号或 1 号可吸收线在宫颈与阴道穹隆交界下 0.1cm 处缝扎宫颈。从 1 点处进针，注意尽量靠近穹隆，缝上大部分宫颈组织而不穿透宫颈黏膜，深达宫颈肌层的 2/3，由 11 点出针，依次由 10 点进针，8 点出针，7 点进针，5 点出针，4 点进针，2 点出针，注意避开宫颈 3、6、9、12 点的血管丛，在前穹隆打结，打结后宫颈管可容 7 号扩宫棒通过。

2）宫颈缝合术：产妇取膀胱截石位，消毒外阴、阴道及宫颈，用窥器暴露宫颈，以 0 号或 1 号可吸收线在宫颈与阴道穹隆交界下 0.1cm 宫颈上唇进针，紧靠宫颈黏膜,但不穿过黏膜,在宫颈浆膜面出针,行宫颈间断缝合术。术中用手指在宫颈管内做引导以免穿过宫颈黏膜,环绕宫颈缝 4~5 针,即可将宫颈缝合一圈。

（李博雅 杨慧霞）

第三节　羊水栓塞

羊水栓塞（amniotic fluid embolism，AFE）是于产程中或胎儿娩出后，母体突然出现的以喘憋、心肺衰竭、凝血功能障碍为特征（低血压、低氧血症、凝血功能障碍）的严重的产科并发症，诊断主要是依据排查临床症状和体征。治疗和处理主要是支持治疗，包括生命支持和凝血功能支持。

【病理生理及临床表现】

AFE 的发病机制尚不明确。通常认为，当母胎屏障破坏时，羊水成分进入母体循环，一方面引起机械性的阻塞，另一方面母体将对胎儿抗原和羊水成分发生免疫反应，当胎儿的异体抗原激活母体的炎症介质时，发生炎症、免疫等"瀑布样"级联反应，从而发生类似全身炎症反应综合征的一系列反应，引起肺动脉高压、肺水肿、严重低氧血症、呼吸衰竭、循环衰竭、心搏骤停及孕产妇严重出血、弥散性血管内凝血（disseminated intravascular coagulation，DIC）、多器官功能衰竭等一系列表现。AFE 通常起病急骤。70% 的 AFE 发生在产程中，11% 发生在经阴道分娩后，19% 发生于剖宫产术中及术后；通常在分娩过程中或产后立即发生，大多发生在胎儿娩出前 2 小时及胎盘娩出后 30 分钟内。有极少部分发生在中期妊娠引产、羊膜腔穿刺术中和外伤时。AFE 的典型临床表现为产时、产后出现突发的低氧血症、低血压和凝血功能障碍。见图 3-3-1。

【快速诊断和鉴别诊断】

1. "想到"　关注前驱症状，任何不同于产痛的孕产妇的不适及不明原因的严重的胎儿窘迫、焦虑、

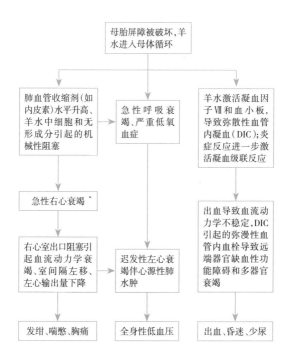

图 3-3-1　羊水栓塞病理生理及临床表现

麻木、感觉发冷、头晕、惊恐感、胸痛、恶心呕吐、咳嗽等。

2. "做到"　血常规、凝血功能、血气分析和生命体征监测。

3. 鉴别　与心肺功能异常和引起 DIC 的疾病鉴别,特别是其他原因导致的产后出血和凝血功能障碍。

- 药物引起的速发型过敏反应
- 肺血栓栓塞
- 空气栓塞

- 心肌梗死
- 麻醉并发症
- 主动脉夹层
- 脑血管意外
- 子宫破裂
- 胎盘早剥
- 子痫前期或子痫
- 产后出血
- 败血症休克
- 药物毒性（硫酸镁）
- 围产期心肌病
- 产程延长

4. 诊断要点（临床排除法诊断） 诊断 AFE，需以下 5 条全部符合，但并非同时出现。

（1）急性发生的低血压或心搏骤停。

（2）急性低氧血症：呼吸困难、发绀或呼吸停止。

（3）凝血功能障碍：有血管内凝血因子消耗或纤溶亢进的实验室证据，或临床上表现为严重的出血，但无其他可以解释的原因。

（4）上述症状发生在分娩、剖宫产术、刮宫术或是产后短时间内（胎盘娩出后 30 分钟内）。

（5）对于上述出现的症状和体征不能用其他疾病来解释。

【处理】

一旦怀疑 AFE，立即按 AFE 急救。推荐多学科密切协作参与抢救处理，及时、有效的多学科合作对于孕产妇抢救成功及改善其预后至关重要。AFE 的治疗主要采取生命支持、对症治疗和保护器官功能，高质量的心肺复苏（CPR）和纠正 DIC 至关重要。AFE 抢救流程见图 3-3-2。

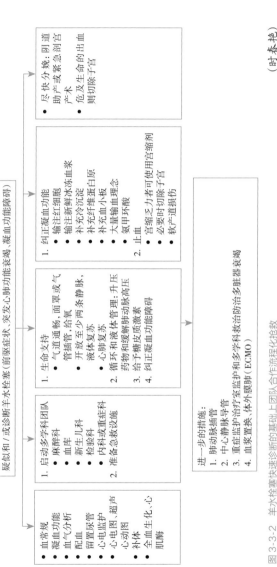

疑似和/或诊断羊水栓塞（前驱症状、突发心肺功能衰竭、凝血功能障碍）

血常规
凝血功能
血气分析
配血
留置尿管
心电监护
心电图、超声
心动图
补体
全血生化、心
肌酶

1. 启动多学科团队
   - 麻醉科
   - 血库
   - 新生儿科
   - 检验科
   - 内科或重症科
2. 准备急救设施

1. 生命支持
   - 气道通畅、面罩或气
     管插管、给氧
   - 开放至少两条静脉，
     液体复苏
   - 心肺复苏
2. 循环和液体管理：升压
   药物和缓解肺动脉高压
3. 给予糖皮质激素
4. 纠正凝血功能障碍

1. 纠正凝血功能
   - 输注红细胞
   - 输注新鲜冰冻血浆
   - 补充冷沉淀
   - 补充纤维蛋白原
   - 补充血小板
   - 大量输血理念
   - 氨甲环酸
2. 止血
   - 宫缩乏力者可使用宫缩剂
   - 必要时切除子宫
   - 软产道损伤

- 尽快分娩：阴道
  助产或紧急剖宫
  产术
- 危及生命的出血
  则切除子宫

进一步的措施：
1. 肺动脉插管
2. 中心静脉导管
3. 重症监护治疗室监护和多学科救治防治多脏器衰竭
4. 血浆置换（体外膜肺（ECMO））

（时春艳）

图 3-3-2 羊水栓塞快速诊断的基础上团队合作流程化抢救

第四节　子痫

【定义】

子痫前期基础上发生的不能用其他原因解释的强直性抽搐,可以发生在产前、产时或产后,也可以发生在无临床子痫前期表现时。

【诊断及鉴别诊断】

并发子痫前期的患者,如果出现了新发的全身性抽搐,应考虑子痫的诊断。对于一些不典型病例,例如未并发子痫前期的抽搐、持续存在的神经系统障碍、持续的意识丧失、产后48小时后发生抽搐、妊娠20周前发生抽搐及使用硫酸镁后仍不能控制的抽搐,应考虑其他可能引起抽搐的疾病。

鉴别:

● 抽搐与妊娠无关(脑肿瘤,脑血管破裂)

● 抽搐由妊娠诱发(血栓性血小板减少性紫癜,溶血尿毒症综合征,脑静脉血栓)

● 抽搐由妊娠引起(子痫)

无论孕妇是否并发子痫,如果存在持续性的神经系统异常,应考虑脑卒中及颅内占位性病变。无神经系统障碍相关表现的抽搐,应警惕代谢异常(低钙血症、低钠血症、低血糖),感染(脑炎、脑膜炎、败血症)及颅脑损伤。

【治疗】

治疗原则:控制抽搐和防止抽搐复发;预防并发症和副损伤;及时终止妊娠。

1. 防止受伤　子痫发作时,患者神志不清,需要专人护理。应固定患者身体,放置床栏和开口器,避免摔伤和咬伤。

2. **保证呼吸循环畅通** 应取左侧卧位,并吸氧,防止呕吐误吸窒息。必要时人工辅助通气。

3. **减少刺激** 病室应保持安静避光,治疗操作应轻柔并相对集中,以尽量减少刺激诱发子痫再发作。

4. **控制抽搐** 首选硫酸镁,推荐使用方法为:首先给予负荷剂量,硫酸镁5g,15~25分钟内静脉推注,或硫酸镁5g双侧臀部肌内注射,共10g。在给予负荷剂量后,应给予维持剂量:硫酸镁2g/h,静脉滴注。

正接受硫酸镁治疗的患者,如果出现了抽搐再次发作并呈持续状态,可以选择2g硫酸镁缓慢静脉推注(15~20分钟)。如果静脉推注两次仍不能控制抽搐,可选择地西泮1~10mg每5~10分钟静脉推注,最大剂量为30mg。如果在血压和抽搐控制后10分钟,患者的一般状况没有好转,或者出现神经系统损害的表现,应警惕颅内出血及其他颅内病变的可能。

注意事项:血清镁离子有效治疗浓度为1.8~3.0mmol/L,超过3.5mmol/L即可出现中毒症状。使用硫酸镁的必备条件:膝腱反射存在;呼吸≥16次/min;尿量≥25ml/h(即≥600ml/d);备有10%葡萄糖酸钙。镁离子中毒时停用硫酸镁并缓慢(5~10分钟)静脉推注10%葡萄糖酸钙10ml。

5. **控制高血压** 降压治疗的目的是预防心脑血管意外和胎盘早剥等严重母胎并发症。收缩压≥160mmHg和/或舒张压≥110mmHg的高血压孕妇应进行降压治疗。目标血压:孕妇未并发器官功能损伤,收缩压控制在130~155mmHg为宜,舒张压应控制在80~105mmHg;孕妇并发器官功能损伤,则收缩压应控制在 130~139mmHg,舒张压应控制在 80~89mmHg。降压过程力求血压下降平稳,不可波动过大,且血压不可低于 130/80mmHg,以保证子宫-胎盘血流灌注。

常用降压药物及用法:

(1)拉贝洛尔。口服:50~150mg,3~4 次/d。静脉注射:初始剂量 20mg,10 分钟后如未有效降压则剂量加倍,最大单次剂量 80mg,直至血压被控制,每日最大总剂量 220mg。静脉滴注:50~100mg 加入 5% 葡萄糖溶液 250~500ml,根据血压调整滴速,血压稳定后改口服。

(2)硝苯地平。口服:5~10mg,3~4 次/d,24 小时总量不超过 60mg。紧急时舌下含服 10mg,起效快,但不推荐常规使用。缓释片 30mg 口服,1~2 次/d。

(3)尼莫地平。口服:20~60mg,2~3 次/d。静脉滴注:20~40mg 加入 5% 葡萄糖溶液 250ml,每天总量不超过 360mg。

(4)尼卡地平。口服:初始剂量 20~40mg,3 次/d。静脉滴注:每小时 1mg 为起始剂量,根据血压变化每 10 分钟调整用量。

(5)酚妥拉明。静脉滴注:10~20mg 溶于 5% 葡萄糖溶液 100~200ml,以 10μg/min 的速度开始静脉滴注,应根据降压效果调整滴注剂量。

(6)硝酸甘油:起始剂量 5~10μg/min 静脉滴注,每 5~10 分钟增加滴速至维持剂量 20~50μg/min。

(7)硝普钠:50mg 加入 5% 葡萄糖溶液 500ml 按 0.5~0.8μg/(kg·min)缓慢静脉滴注。仅适用于其他降压药物无效的高血压危象孕妇。产前应用时间不宜超过 4 小时。

6. 严密监测 包括患者生命体征、出入量情况,减少并发症的发生。

7. 适时终止妊娠 病情平稳,子痫抽搐控制2~4小时后再考虑终止妊娠。对于抽搐频繁不能控制者,有可能在全麻下紧急剖宫产而不做等待。

(赫英东)

第五节　新生儿复苏

【人员准备】

每个新生儿出生时,都必须有至少一名熟练掌握初步复苏技能的医务人员在场专门负责新生儿。此人或一个需要时就能立即到场的人需要掌握全套的复苏技术。

高危孕妇分娩时需要有新生儿医师参加的复苏团队。多胎孕妇分娩时,每名新生儿都要有专人负责。预计即将出生的新生儿需要复苏时,产房需要更多的人在场。

【物品准备】(表 3-5-1)

表 3-5-1　新生儿复苏物品准备

项目	物品
保暖	预热辐射台:足月 32~34℃,或腹部体表 36.5℃;早产儿按中性温度 预热毛巾或毛毯 温度传感器 帽子 塑料袋或保鲜膜(<32 周) 预热的床垫(<32 周)
清理呼吸道	吸引球 10 号或 12 号吸痰管连接壁式吸引器,压力 80~100mmHg 胎粪吸引管
听诊	听诊器
通气	氧流量 10L/min 给氧浓度调至 21%(如果是<35 周早产儿,氧浓度调到 21%~30%) 正压通气复苏装置

续表

项目	物品
	足月儿和早产儿的面罩
	8 号胃管和大号空针
氧气装置	常压给氧的装置
	脉搏氧饱和度仪及传感器
	目标氧饱和度值表格
气管插管	喉镜 0 号、1 号镜片（00 号,可选）
	导管芯（铁丝）
	气管导管（2.5 号、3 号、3.5 号）
	二氧化碳（CO_2）检测器
	卷尺和气管插管插入深度表
	防水胶布、插管固定装置
	剪刀
	喉罩气道（1 号）5ml 注射器
药物	1∶10 000（0.1mg/ml）肾上腺素
	生理盐水
	脐静脉插管和给药所需物品
	心电监护仪和导联（可选）

【新生儿复苏】

新生儿复苏可参考《中国新生儿复苏指南（2021年修订）》中新生儿复苏流程图,气管插管导管内径选择见表 3-5-2,根据胎龄确定气管插管插入深度,见表 3-5-3。

表 3-5-2　气管插管导管内径选择

导管内径/mm	体重/g	孕周/周
2.5	<1 000	<28
3.0	1 000~2 000	28~34
3.5	>2 000~3 000	>34~38
3.5~4.0	>3 000	>38

表 3-5-3　根据胎龄确定气管插管插入深度

胎龄/周	新生儿体重/g	插入深度（管端至唇距离）/cm
23~24	500~600	5.5
25~26	700~800	6.0
27~29	900~1 000	6.5
30~32	1 100~1 400	7.0
33~34	1 500~1 800	7.5
35~37	1 900~2 400	8.0
38~40	2 500~3 100	8.5
41~43	3 200~4 200	9.0

（陈　倩）

第六节　成人心肺复苏

【目的】

1. 通过实施基础生命支持技术,建立患者的循环、呼吸功能。

2. 保证重要脏器的血液供应,尽快促进心跳、呼吸功能的恢复。

【操作步骤】

1. 评估及呼救

(1)评估现场:首先评估现场是否有潜在危险,防止继发意外发生。应环视四周,保证安全。

(2)判断意识:若患者于地上,抢救者跪于患者右侧,左腿跪于患者肩部,右腿与患者肚脐平齐;若患者于床上,抢救者站于患者右侧。抢救者轻拍患者肩部,在患者两侧耳边大声呼唤:"您怎么了? 您怎么了?"确定患者无反应。

(3)呼救

院外:启动急救医疗服务(EMS)系统,指定周围环境中一人,"请您帮我拨打急救电话120(请带除颤器),电话打完后请您告诉我一声",同时记录抢救时间,打电话者应讲明现场情况,第一目击者立即开始抢救。

院内:呼叫医师和护士,并嘱其带抢救用物(包括除颤器),同时记录抢救时间。(特别提示:孕产妇救治中救治团队包括麻醉、重症监护、产科、内科、儿科、手术室等相关医护人员)

2. 摆正体位　摆正患者体位,去枕仰卧,注意保护其头颈部,使头、颈、躯干保持同一水平。解开患者衣扣和腰带。[特别提示:如为孕产妇且子宫宫底达脐水平以上时,立即用手推动子宫至左倾位,以解除子宫动脉、下腔静脉的压迫。如果宫底很难触及(比如肥胖),也应尝试此步骤]

3. 快速判断颈动脉搏动及呼吸　抢救者左手置于患者前额,右手示指和中指从下颌中点顺气管下滑至喉结处,再向近侧旁开2~3cm,检查颈动脉搏动。同时观察胸廓起伏,判断有无呼吸,判断时间小于10秒。

4. 胸外心脏按压

(1)若为软床,身下垫硬板,注意保护头颈部。

(2)按压部位:推荐快速定位法,即以两乳头中点为按压点,定位手掌根部接触患者胸部皮肤,另一手搭在定位手手背上,双手重叠,十指交叉相扣,定位手的5个手指翘起。

(3)按压方法:以手掌根部为着力点,双肘关节伸直,借助臂、肩和上身的力量,垂直向下用力按压。按压深度5~6cm(成人),按压频率100~120次/min。每次按压后迅速放松,放松时手掌根不离开胸壁使胸廓充分回弹,按压与放松反复进行,所占时间比为1:1。抢救者每个循环均记数:01、02、03……30。

5. 开放气道(两种方法任选其一)

(1)压额提颏法(即仰头提颏法,是常用方法):左手小鱼际置于患者前额,右手示指及中指并拢置于其下颌中点右侧约2cm处,将下颌托起使头后仰,使下颌角与耳垂的连线与地面垂直,气道开放。

(2)推举下颌法(即双下颌上提法,用于头颈部有损伤患者):抢救者位于患者头前,以双肘为支撑,双手示、中、无名指放于患者下颌角后方,向上向后抬起下颌,使头后仰,气道开放。

（3）如发现异物,清理呼吸道,有活动义齿者应取下。

6. 人工呼吸(简易呼吸器),有条件时应立即气管插管。

（1）连接简易呼吸器并接通吸氧装置(吸氧装置处于良好备用状态),100% 氧气,调节氧流量至 10~12L/min,充盈储氧袋。

（2）一手将简易呼吸器面罩扣紧患者口鼻部,手法正确(EC 手法)。

（3）另一手挤压气囊,挤压时间大于 1 秒,观察到胸廓起伏。挤压与放松 2 次。

7. 继续第二个循环,胸外按压与人工呼吸比为30∶2,至第五个循环。5 个循环后评估患者的呼吸和脉搏。

8. 判断颈动脉搏动和呼吸(判断时间小于 10 秒)

（1）检查颈动脉搏动:方法同前。

（2）检查呼吸:检查颈动脉搏动同时将脸靠近患者口鼻处,距离约 3cm。听有无呼气声,观察胸腹部有无起伏,感觉有无气体呼出,同时记数 01、02、03……10。

（3）观察循环征象:瞳孔、口唇、颜面、甲床、肢端等。

9. 深部复苏

【注意事项】

1. 胸外按压应平稳有规律地进行,不能间断。按压要垂直向下用力,不要左右摆动。

2. 按压要用力均匀、适度,不可用力过猛,以免造成肋骨骨折、血气胸、肝脾破裂、心包积液等。

3. 胸外按压过程中,手掌根部不离开胸壁,用力压、快速压、不间断压。

4. 按压与通气交替进行,再次按压时需重新定位。

5. 若在操作过程中 120 急救人员及时赶到并带来除颤器,若为可电击心律,要立即给予除颤一次,除颤后应立即施行 5 个循环心肺复苏。

6. 挤压球囊,用力均匀、适度,不可过猛,挤压时间大于 1 秒。

【孕产妇心肺复苏的特点】

1. 注意手动使子宫左倾位 30°。

2. 警惕困难气道,可视化条件下行气管插管,建立有效人工呼吸并清理呼吸道。

3. 适当使用濒死剖宫产。

4. 建立膈水平以上静脉通道。

5. 在心搏骤停情况下,不能因为担心胎儿致畸的风险而不使用药物;且并不要求为适应孕妇的生理改变而改变药物剂量。

6. 复苏期间不要进行胎儿评估;对经过 4 分钟复苏处理仍未获得自主循环恢复(return of spontaneous circulation,ROSC)的母亲,应强烈考虑濒死期剖宫产(perimortem cesarean delivery,PMCD)。

7. 做好新生儿复苏准备,组建高效高质量的抢救团队。

【常见并发症】

肋骨骨折,损伤性血、气胸,心脏创伤,胃、肝、脾破裂,栓塞。

(陈倩　曲元)

第七节　宫颈机能不全

【病因和高危因素】

病因分为先天性和后天获得性。先天性主要为先天性宫颈发育不良、宫颈结构异常和宫内雌激素暴露等，后天获得性主要为损伤和炎症导致的宫颈的提前成熟。高危因素：先天子宫畸形、多囊卵巢综合征、分娩宫颈损伤、引产所致宫颈损伤、宫颈锥切术史、多次扩宫、生殖道炎症等。

【诊断】

宫颈机能不全依据妊娠中期无痛性宫颈扩张导致流产和早期早产这一典型临床表现而诊断。

1. 临床症状　妊娠中期突然的宫颈黏液样分泌物排出伴或不伴少量阴道出血，可有下腹坠胀，盆腔压迫感，但无明显的规律腹痛。

2. 体征　阴道窥器检查可见胎囊突出至宫颈外口(图 3-7-1)，甚至达阴道。

3. 辅助检查　主要是经阴道的宫颈超声检查，依据病程的不同阶段，超声的图像特点不一致。典型的宫颈超声图像显示为宫颈呈桶状扩张，宫颈的内外口均扩大(图 3-7-2)。在病程的早期可以显示为宫颈缩短，内口开大。而 8 号宫颈扩张棒无阻力通过不是诊断的金标准，经产妇大多能通过。

【宫颈环扎术】

宫颈环扎术根据手术途径分为：经阴道和经腹环扎，经腹又分为经腹腔镜和开腹环扎；根据手术时机分为妊娠前和妊娠期环扎。首选经阴道妊娠期环扎，建议经阴道失败史者或宫颈切除术史者实施经腹环扎。本节主要阐述妊娠期经阴道环扎术。

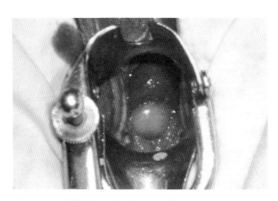

图 3-7-1   阴道检查见胎囊突出至宫颈外口

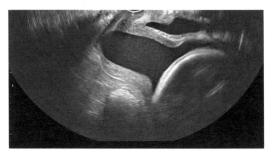

图 3-7-2   超声检查宫颈呈桶状扩张

1. 宫颈环扎术的手术指征和分类（表 3-7-1）宫颈环扎术的实施包括以下三个手术指征：

（1）针对有明确典型病史的孕妇实施的病史指征性（预防性）宫颈环扎术。

（2）超声指征的宫颈环扎术。

（3）救援性（紧急性）宫颈环扎术。

（4）双胎妊娠指征同单胎，无宫颈机能不全证据者对双胎妊娠行预防性环扎无效。

表 3-7-1　各种环扎术分类、指征和时机

环扎术	宫颈环扎术指征	手术时机
病史指征性	≥1 次典型病史者	13~16 周
救援性（紧急性、治疗性）	体格检查或超声检查妊娠中期无痛性宫颈扩张、胎囊突出（图 3-7-3）	≤26 周
超声指征	有早产史（≤34 周）或晚期流产史者妊娠 24 周前宫颈长度缩短≤25mm	≤26 周

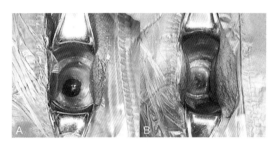

图 3-7-3　救援性宫颈环扎术术前术后对比图
A. 术前；B. 术后。

2. 手术禁忌证　已明确的胎儿异常，如致死性胎儿缺陷、死胎，有早产症状；临床证据提示有绒毛膜羊膜炎；持续阴道出血和未足月胎膜早破（preterm premature rupture of membranes，PPROM）等。

3. 手术并发症　手术时破膜、感染、周围脏器损伤、手术失败、宫颈裂伤、出血；环扎线难以拆除。

【围手术期的处理】

1. 术前评估

（1）有手术指征。

（2）无手术禁忌证。

（3）产科超声评估。

（4）阴道检查了解宫颈的形态、阴道分泌物的状态。

（5）阴道微生态、宫颈分泌物的培养、宫颈分泌物支原体、衣原体的检测、中段尿培养。

（6）孕妇知情了解并同意手术的步骤。

2. 妊娠期经阴道环扎术

（1）手术步骤：选用椎管内麻醉或静脉全麻，取膀胱截石位。充分消毒会阴部，按阴式手术铺无菌单，常规消毒后金属管导尿，排空膀胱。放置阴道拉钩，充分暴露宫颈，消毒阴道、阴道穹隆和宫颈，宫颈钳分别钳夹宫颈前后唇，轻轻牵拉宫颈，用不可吸收线的丝线、涤纶编织线或专门的聚丙烯环扎带缝合。

（2）手术方式

1）McDonald 术式（图 3-7-4）：荷包缝合宫颈阴道部，不上推膀胱，不分离直肠。但要尽量选择在膀胱宫颈反折和宫颈直肠反折末端部位。进针可以选择在 1 点至 2 点间，亦可以选择在 12 点，进针深度达宫颈基质约 1/3，不能穿透宫颈管黏膜，进出针避开 3 点和 9 点，避免位置重合。根据宫颈情况缝合 3~5 针。通常在宫颈前端打结，预留 2~3cm 长的缝线以便拆线。若胎囊突出至宫颈外口，采用头低臀高位，牵拉宫颈前后唇，用无菌的盐水纱布轻轻将胎囊还纳至宫颈内口，再荷包缝合，注意行针漂浮，勿穿透宫颈管黏膜。

2）经典的 Shirodkar 术式（图 3-7-5）：于膀胱宫颈反折处横行切开阴道黏膜，分离膀胱宫颈间隙，上推膀胱达或接近宫颈内口水平，同法于宫颈直肠反折处横行切开阴道后壁黏膜分离直肠阴道间隙。

于切开的黏膜下进针环形或"U"形缝合,于前穹隆打结,连续缝合阴道黏膜并包埋,手术难度相对较大,出血和损伤的风险大,Shirodkar术式只在宫颈阴道部短或有缺损者应用,常用于有宫颈锥切术史的宫颈机能不全患者或有McDonald术式失败史的孕妇。

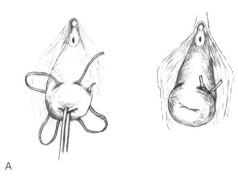

A

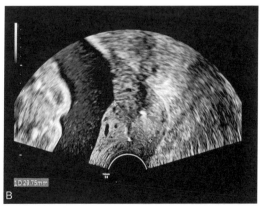

B

图3-7-4 McDonald术式

A.示意图(詹瑞玺绘);B.术后超声检查显示环扎线的位置(箭头所示)。

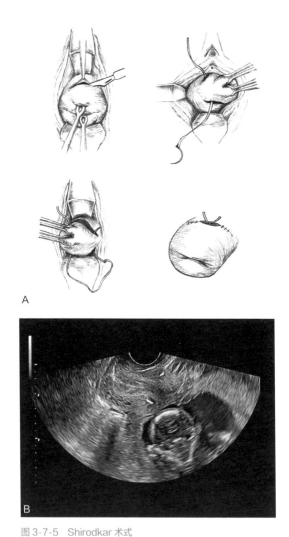

图 3-7-5 Shirodkar 术式

A. 示意图(詹瑞玺绘);B. 术后超声检查显示环扎线的位置(箭头所示)。

3）改良的 Shirodkar 术式：只切开阴道前穹隆的阴道黏膜，分离膀胱宫颈间隙，上推膀胱，不切开后穹隆的阴道壁黏膜，此术式的优点是拆除缝线容易，并能到达较高的环扎位置，适用于宫颈阴道部前唇较短而后唇较长者。一般线结打在后穹隆。

3. 经腹宫颈环扎术　可以经腹腔镜或开腹行宫颈环扎术，适用于经阴道环扎术失败史或宫颈大部切除术后的孕妇。经腹环扎术的特点是环扎部位可以确保在宫颈峡部环扎，于非妊娠期或妊娠早期进行，开腹或腹腔镜下均可，相对于经阴道环扎术严重并发症增多。除此以外必须行剖宫产方式分娩，妊娠中期需要引产者处理困难。

4. 术后处理　手术当日可以单次预防性使用抗生素，如果有宫缩可以使用吲哚美辛预防宫缩。在救援性（紧急性）宫颈环扎术和超声指征的宫颈环扎术围手术期可以考虑应用吲哚美辛预防宫缩。在救援性宫颈环扎术人群中，围手术期建议使用抗生素预防感染。

5. 二次环扎术　部分患者环扎术后可能再次出现羊膜囊突出现象，若在妊娠 24 周前发生，可考虑再次手术或加固环扎线，但手术效果仍有待研究。

6. 术后的管理

（1）不推荐绝对卧床，但是要适当限制活动，特别是紧急环扎者。

（2）按产科规范进行孕期保健，但要注意监测感染情况。

（3）一般环扎线在妊娠 36~37 周拆除；未达 36 周者，规律宫缩估计早产不可避免时拆除环扎线；未足月胎膜早破个体化处理，一般>32 周则拆除环扎线。

（时春艳）

第八节　四步触诊

【检查时间】

妊娠中晚期。

【检查人群】

所有孕妇。

【准备】

请孕妇提前排空膀胱。

【操作步骤】

1. 向患者进行自我介绍,告知即将进行四步触诊检查。

2. 请孕妇平卧于检查床上,下肢屈曲,露出腹部。注意保护患者隐私。

3. 面向孕妇头侧。

4. 第一步:双手置于宫底部,手测宫底高度,估计胎儿大小与妊娠周数是否相符。以两手指腹相对交替轻推,判断宫底部的胎儿部分(硬而圆且有浮球感为胎头,柔软而宽且形态不规则为胎臀)。

5. 第二步:两手掌分别置于腹部左右侧,一手固定,另一手轻轻深按检查,两手交替,判断胎儿肢体及胎背(可变形的高低不平部分为胎儿肢体,平坦饱满部分为胎背)。

6. 第三步:右手拇指与其他四指分开,置于耻骨联合上方握住胎先露部,进一步查清是胎头还是胎臀,左右推动以确定是否衔接。

7. 第四步:面向孕妇足侧。左右手分别置于胎先露部两侧,沿骨盆入口向下深按,进一步核实胎先露部,确定胎先露入盆程度。

(宋　耕)

第九节　骨盆内测量

【检查时间】

孕中晚期。

【检查人群】

计划阴道分娩孕妇。

【准备】

请孕妇提前排空膀胱。

【操作步骤】

1. 向患者进行自我介绍,告知即将进行骨盆内测量。

2. 嘱患者脱裤,取膀胱截石位仰卧于检查床上。注意保护患者隐私。

3. 消毒外阴,戴无菌手套。

4. 一手示、中指伸入阴道,用中指指尖触到骶岬上缘中点,示指上缘紧贴耻骨联合下缘,另一手示指标记此接触点,抽出阴道内手指,测量中指尖至此接触点距离为对角径。如中指指尖接触不到骶岬上缘,则对角径>11.5cm。

5. 从骶岬上缘起沿骶骨下滑至尾骨尖,评价骶骨弯曲度。触摸骨盆两侧壁是否内聚。

6. 触及两侧坐骨棘,估计其间距离。如能够容纳6指,则坐骨棘间径>10cm。

7. 沿坐骨棘向骶骨方向触摸骶棘韧带,如能够容纳3指,则坐骨切迹正常(5.5~6cm)。

（宋　耕）

第十节 B 族链球菌取样

B 族链球菌（group B streptococcus，GBS）又称无乳链球菌，存在于胃肠道和泌尿生殖道内，属于机会致病菌。10%~30% 的孕妇伴有 GBS 感染，若不加以干预，其中 50% 在分娩过程中会传递给新生儿，是导致孕产妇产褥感染和新生儿感染、死亡的重要原因之一。

【取样时间】

妊娠 $36\sim37^{+6}$ 周或有先兆流产、先兆早产症状时。

【取样人群】

所有孕妇，不论分娩方式为阴道分娩还是剖宫产。

【材料准备】

带转运培养基的无菌棉拭子。

【操作方法】

1. 转运培养基试管标注患者姓名、取样时间。

2. 取膀胱截石位，无须消毒外阴及阴道。

3. 无须使用窥器，取出无菌棉拭子，置入阴道下 1/3，于阴道侧壁取样，取出拭子，置入肛门括约肌内直肠黏膜取样，放入转运培养基送检。

（宋　耕）

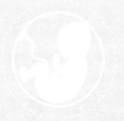

第四章
胎儿医学相关操作及诊治流程

第一节　双胎妊娠孕期管理

妊娠早、中期（妊娠 6~14 周）超声检查发现为双胎妊娠时，应该进行绒毛膜性的判断，保存相关的超声图像。双卵双胎为双绒毛膜双羊膜囊双胎（dichorionic diamniotic，DCDA）；而单卵双胎则根据发生分裂时间的不同，分别演变成为双绒毛膜双羊膜囊双胎或单绒毛膜双羊膜囊双胎（monochorionic diamniotic，MCDA）；若分裂发生得更晚，则形成单绒毛膜单羊膜囊双胎（monochorionic monoamniotic，MCMA），甚至连体双胎。故单绒毛膜双胎均为单卵双胎，而双绒毛膜双胎不一定是双卵双胎。单绒毛膜双胎妊娠期每 2 周行产检和超声检测，包括羊水情况、生长发育和血流监测,如无特殊情况,MCMA 建议妊娠 32~34 周终止妊娠,MCDA 建议 37 周终止妊娠,DCDA 建议 38 周终止妊娠(图4-1-1)。

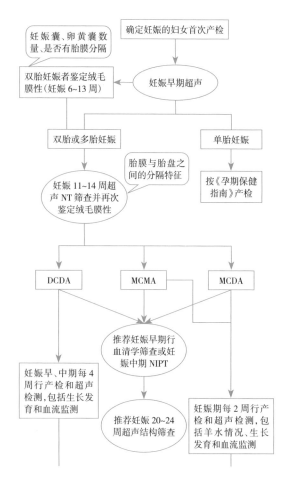

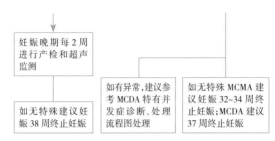

图 4-1-1 双胎妊娠孕期管理流程图

NT. 胎儿颈后透明层厚度；DCDA. 双绒毛膜双羊膜囊双胎；MCMA. 单绒毛膜单羊膜囊双胎；MCDA. 单绒毛膜双羊膜囊双胎；NIPT. 无创产前筛查。

（孙 瑜）

第二节　双胎输血综合征诊治流程

【诊断标准】

双胎输血综合征（twin-to-twin transfusion syndrome，TTTS）须同时具备以下两个特点：

1. 单绒毛膜双胎。

2. 一胎儿羊水过多（妊娠 20 周前羊水最大深度大于 8cm，妊娠 20 周后羊水最大深度大于 10cm），同时另一胎儿出现羊水过少（羊水最大深度<2cm）。

【分期】

Quintero 分期：Quintero 根据二维超声的表现和脐动脉血流及静脉导管的多普勒超声改变提出将 TTTS 分为 5 期。

- Ⅰ期：羊水过少和羊水过多序列，供血儿膀胱可见，两个胎儿的多普勒超声表现均正常。

- Ⅱ期：羊水过少和羊水过多序列，但供血儿膀胱 60 分钟内不可见，两个胎儿的多普勒超声表现均正常。

- Ⅲ期：羊水过少和羊水过多序列，供血儿膀胱不可见，多普勒超声表现异常。任何一胎出现脐动脉舒张末期血流消失/反流，静脉导管 a 波反流或脐静脉搏动样血流。

- Ⅳ期：一胎或双胎出现水肿。

- Ⅴ期：一胎或双胎死亡。

【处理流程】

TTTS Ⅰ 期可以期待治疗。羊水过多压迫症状明显可以行羊水减量术，必要时行胎儿镜手术。TTTS Ⅱ~Ⅳ期在妊娠 16~26 周首选胎儿镜下激光血管凝固手术,术后定期监测胎儿发育情况,妊娠 34~37 周终止妊娠。大于 26 周促胎肺成熟,羊水减量,加强胎儿监测,适时终止妊娠。TTTS V期按照单绒毛膜双胎一胎胎死宫内处理(图 4-2-1)。

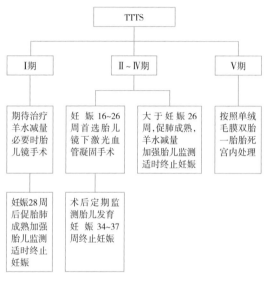

图 4-2-1　双胎输血综合征(TTTS)处理流程图

（孙　瑜）

第三节　选择性胎儿生长
受限诊治流程

【诊断标准】

选择性胎儿生长受限（selective intrauterine growth restriction，sIUGR）指单绒毛膜双胎符合一胎估测体重<第 3 百分位数，或符合以下 4 项中的至少 2 项：①一胎估测体重<第 10 百分位数；②一胎腹围<第 10 百分位数；③2 个胎儿估测体重差异≥25%；④较小胎儿的脐动脉搏动指数>第 95 百分位数。

【分型】

依据超声多普勒对小胎儿脐动脉舒张期血流频谱的评估，可分为三型：

Ⅰ型：小胎儿脐动脉舒张末期血流频谱正常。

Ⅱ型：小胎儿脐动脉舒张末期血流持续性地缺失或倒置。

Ⅲ型：小胎儿脐动脉舒张末期血流间歇性地缺失或倒置。

【处理流程】

Ⅰ型：密切监测，妊娠 34~36 周终止妊娠。

Ⅱ型：期待治疗告知风险，不超过 32 周终止妊娠，妊娠 26 周前如小胎儿静脉导管 a 波反流，或合并羊水过少，或双胎体重差异≥30%，可考虑宫内干预，提供选择性减胎术或胎儿镜下胎盘吻合血管激光电凝术。

Ⅲ型：期待治疗告知风险，不超过 34 周终止妊娠，妊娠 26 周前如出现小胎儿病情恶化或濒死表现，可行宫内干预（图 4-3-1）。

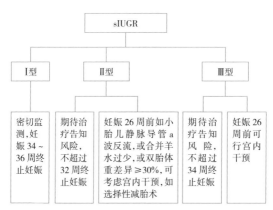

图 4-3-1　选择性胎儿生长受限(sIUGR)处理流程

（孙　瑜）

第四节　单绒毛膜双胎
特有并发症诊治流程

【单绒毛膜双胎特有并发症】

单绒毛膜双胎特有并发症包括:

1. 双胎输血综合征(twin-to-twin transfusion syndrome,TTTS)　单绒毛膜双胎一胎儿羊水过多(妊娠 20 周前羊水最大深度大于 8cm,妊娠 20 周后羊水最大深度大于 10cm),同时另一胎儿出现羊水过少(羊水最大深度小于 2cm)。

2. 选择性胎儿生长受限(selective intrauterine growth restriction,sIUGR)　单绒毛膜双胎符合一胎估测体重<第 3 百分位数,或符合以下 4 项中的至少 2 项:①一胎估测体重<第 10 百分位数;②一胎腹围<第 10 百分位数;③2 个胎儿估测体重差异≥25%;④较小胎儿的脐动脉搏动指数>第 95 百分位数。

3. 双胎反向动脉灌注序列征(twin reversed arterial perfusion sequence,TRAPS)　又称无心畸胎序列征(acardiac twins sequence),表现为双胎之一发育失去正常形态且无胎心搏动。正常的泵血胎作为供体,向另一个无心畸形胎儿提供血运支持,泵血胎的心脏处于高动力循环状态,心力衰竭的风险大,死亡率很高。

4. 双胎贫血多血序列征(twin anemia-polycythemia sequence,TAPS)　双胎血红蛋白水平差异≥80g/L,并且网织红细胞比值(供血胎儿 / 受血胎儿)≥1.7。

【处理流程】

TTTS 如无并发症或者激光手术治疗后,建议妊娠 34~37 周终止妊娠;单绒毛膜双胎一胎胎死宫内,应对存活胎儿进行超声随访,3~4 周后对存活胎儿大脑进行头颅 MRI 检查。如无异常,不超过妊娠 39 周终止妊娠。一胎异常或 TRAPS,采用双极电凝脐带夹闭术或射频消融术进行减胎,并对存活胎儿进行定期超声随访,如无异常妊娠 39 周前终止妊娠(图 4-4-1)。

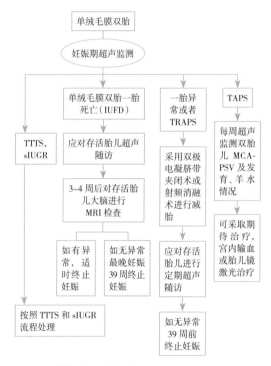

图 4-4-1　单绒毛膜双胎并发症处理流程图

TTTS. 双胎输血综合征;sIUGR. 选择性胎儿生长受限;TRAPS. 双胎反向动脉灌注序列征;TAPS. 双胎贫血多血序列征;MCA-PSV. 大脑中动脉收缩期峰值流速。

(孙　瑜)

第五节 胎儿水肿诊治流程

【定义】

胎儿水肿是指胎儿软组织水肿及体腔积液,超声表现为 2 处及 2 处以上的胎儿体腔异常积液,包括胸腔积液、腹腔积液、心包积液及皮肤水肿(皮肤厚度>5mm),临床其他常用的辅助超声指标还有胎盘增厚(妊娠中期胎盘厚度≥4cm)和羊水过多。

【处理流程】

胎儿水肿分为免疫性水肿(immune hydrops fetalis,IHF)和非免疫性水肿(nonimmune hydrops fetalis,NIHF)2 种,其中 NIHF 占 90% 以上,免疫性水肿通常指母胎血型不合引起的胎儿水肿,因母体对来自胎儿的抗原发生同种异体免疫反应,从而产生抗体,该抗体又通过胎盘传递给胎儿,使胎儿发生溶血、水肿甚至宫内死亡,其中 Rh 血型不合最为常见。NIHF 最常见的病因包括:胎儿心血管系统异常、染色体异常、血液系统异常、胎儿心血管系统以外的其他结构异常(特别是胸廓异常)、先天性感染、胎盘异常及遗传代谢性疾病等,具体诊治见图 4-5-1。

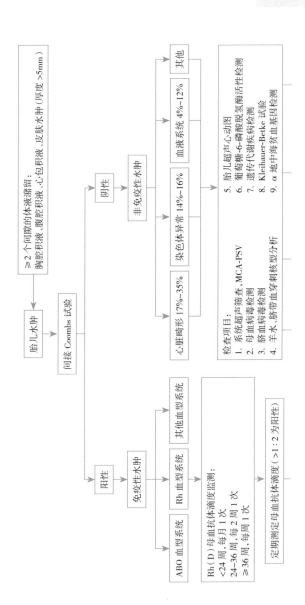

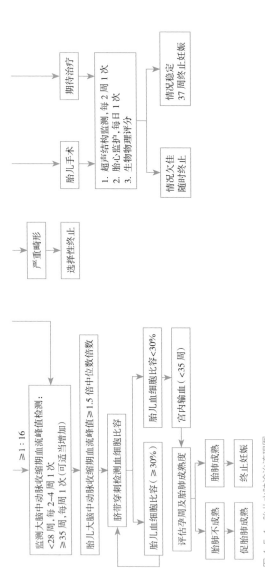

图 4-5-1 胎儿水肿诊治流程图

MCA-PSV. 大脑中动脉收缩期峰值流速。

(孙 瑜)

第六节　Rh 阴性血型
孕妇诊治流程

　　Rh 血型不合溶血通常发生在第二胎及以后,主要原因是 Rh 阴性血型的母亲孕育了 Rh 阳性血型的胎儿。Rh 阴性血型的母体第一次妊娠分娩 Rh 阳性血型的胎儿时,胎儿的 Rh 阳性红细胞进入母体,刺激母体产生 IgM 抗体,IgM 抗体不可穿过胎盘。当再次妊娠,胎儿仍为 Rh 阳性血型时,母体可产生 IgG 抗体,IgG 抗体可经胎盘进入胎儿体内,再与胎儿红细胞表面上的抗原结合,引起溶血。随着妊娠次数的增加,孕妇体内的 Rh 抗体增多,抗体效价水平越高,胎儿患血型不合溶血的概率越大。母体抗体与抗原结合可破坏胎儿红细胞,造成胎儿及新生儿溶血病和高胆红素血症,当新生儿并发胆红素脑病时死亡率高,存活的患儿恢复后期可出现运动障碍和智力不全等后遗症,严重威胁新生儿健康。Rh 阴性血型孕妇诊治流程见图 4-6-1。

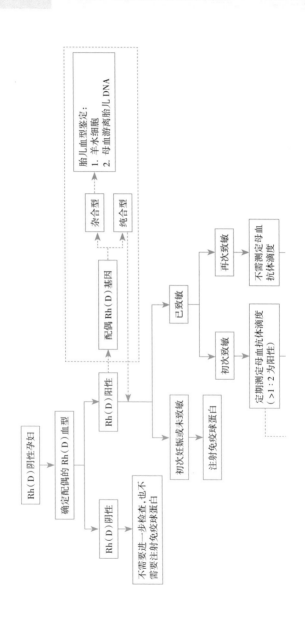

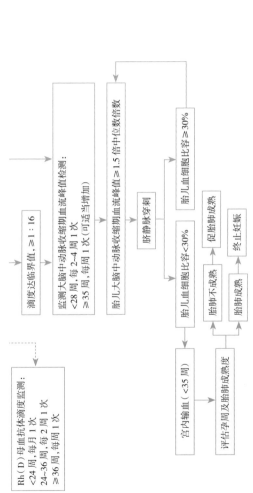

图 4-6-1　Rh 阴性血型孕妇诊治流程图

（孙　瑜）

第七节　胎儿侧脑室增宽诊治流程

胎儿侧脑室增宽是胎儿脑发育异常的标志之一。正常侧脑室宽度在妊娠中晚期较稳定,为6~8mm。当侧脑室宽度≥10mm时,称为侧脑室增宽,其中以10~<12mm为轻度增宽,12~<15mm为中度增宽,≥15mm为重度增宽(亦称脑积水)。若胎儿侧脑室增宽未合并其他任何结构异常,则称为孤立性侧脑室增宽;若合并其他任何结构异常,则称为非孤立性侧脑室增宽。胎儿侧脑室增宽处理流程见图4-7-1。

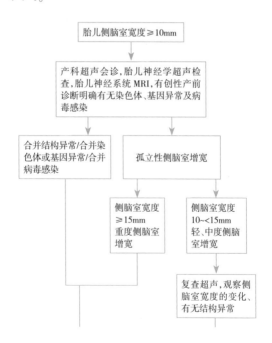

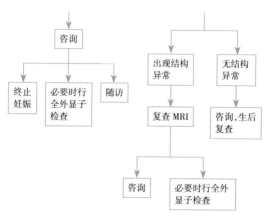

图 4-7-1　胎儿侧脑室增宽处理流程图

（陈俊雅）

第八节   胎儿肾盂
扩张诊治流程

胎儿肾盂扩张分度:

妊娠 16~27 周,4~<7mm 为肾盂轻度扩张,7~<10mm 为中度扩张,≥10mm 为重度扩张。

妊娠≥28 周,7~<9mm 为肾盂轻度扩张,9~<15mm 为中度扩张,≥15mm 为重度扩张。

胎儿肾盂扩张处理流程见图 4-8-1。

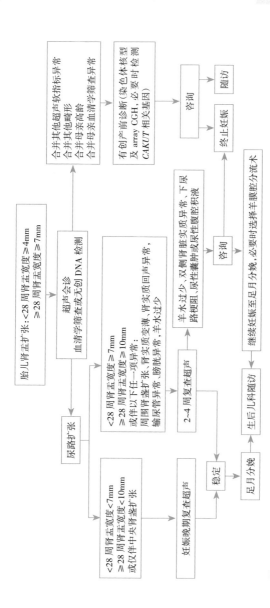

图 4-8-1 胎儿肾盂扩张处理流程图

array CGH. 微阵列比较基因组杂交技术

（张潇潇）

第九节   胎儿肺部肿物诊治流程

胎儿肺部肿物是胎儿期常见的结构异常之一,但大多数可以通过明确诊断和治疗取得较好预后。常见肺部肿物包括先天性囊性腺瘤样畸形(congenital cystic adenomatoid malformation,CCAM)和支气管肺隔离症(bronchopulmonary sequestration,BPS),少见的肺部肿物有支气管源性囊肿、心包囊肿、胸腺囊肿、重复食管及神经管原肠囊肿等。

先天性囊性腺瘤样畸形是胎儿支气管样气道异常增生,以缺乏正常肺泡为特征,提示正常肺泡发育受阻。血供来自肺循环。先天性囊性腺瘤样畸形分3种类型:I型,大囊型,囊肿多为2~10cm;II型,中囊型,囊肿大小不超过2cm;III型,小囊型,病变内有大量细小囊肿,大小不超过5mm。

支气管肺隔离症是一种罕见的先天性肺部异常。患者部分肺组织是由一些异常连接到气管或支气管、接受体循环的血液供应的无功能的肺组织团块形成的,这些肺组织在结构上与周围正常肺组织分隔开,因此得名"隔离症"。这是一种胚胎发育缺陷,异常肺组织本身没有什么功能,所以对身体没有影响。但如果组织团块比较大,可能会压迫周围组织产生其他表现,比如胸腔积液。合并胸腔积液、羊水过多、胎儿水肿者预后较差。

胎儿肺部肿物处理流程见图4-9-1。

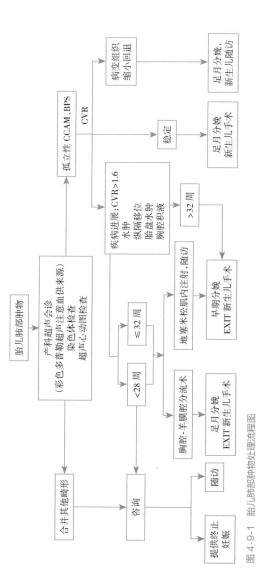

图 4-9-1 胎儿肺部肿物处理流程图

CCAM. 先天性囊性腺瘤样畸形;BPS. 支气管肺隔离症;CVR. 肺囊性腺瘤样畸形体积比;EXIT. 子宫外产时手术。CVR 适用于 BPS 及 CCAM,计算方法:CVR=(肿块长度 × 宽度 × 高度 ×0.523)÷头围,单位为厘米(cm)。

(孙 瑜)

第十节 胎儿先天性
膈疝诊治流程

胎儿先天性膈疝（congenital diaphragmatic hernia, CDH）是膈的发育缺陷导致腹腔内容物疝入胸腔。胎儿的膈疝，可能会导致胎儿肺发育不良和肺高张力，与肺的占位效应相同。具体处理流程见图4-10-1。

超声是产前筛查和诊断胎儿 CDH 的首选方法及孕期动态随访的主要方法。右侧 CDH 多会合并肝脏疝入，预后比左侧差。CDH 合并染色体异常或基因疾病风险较高，应进行遗传学产前诊断。评估胎儿肺发育的指标是肺头比（lung area to head circumference ratio，LHR）和实测 / 预测肺头比（observed-to-expected lung area to head circumference ratio，O/E LHR），O/E LHR 目前被认为是孤立性 CDH 胎儿预后评估的主要指标。孤立性左侧 CDH 如 O/E LHR≤25%，提示胎儿预后不良；右侧 CDH 如 O/E LHR≤45%，提示胎儿预后不良。胎儿镜下气管封堵术（fetoscopic tracheal occlusion，FETO）适用于重度孤立性 CDH。

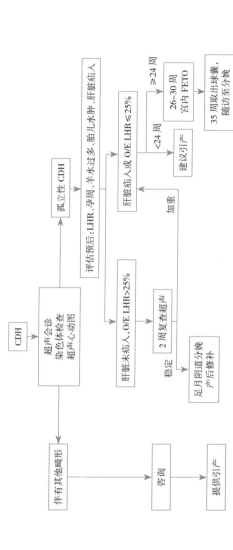

图 4-10-1　胎儿 CDH 处理流程图

CDH. 先天性膈疝；LHR. 肺头比；O/E LHR. 实测 / 预测肺头比；FETO. 胎儿镜下气管封堵术。LHR 适用于膈疝，计算方法：LHR=（右肺长径 × 右肺短径）÷头围，单位为毫米（mm）。

（孙　瑜）

第十一节　羊膜腔穿刺术

【指征】

羊膜腔穿刺术抽取羊水是最常用的产前诊断有创性操作。除染色体基因检测外,其他指征还包括评估胎儿感染、羊水减量、羊膜腔灌注、羊膜腔促胎肺成熟等。

【穿刺时机】

妊娠 16 周以后。

【操作过程】

1. 选择穿刺位置　首先要行产科超声检查,以确定胎儿存活、胎位、胎儿生长参数、胎盘位置、脐带插入点和解剖结构。选择穿刺位置应尽量避开胎盘。从无胎盘区或胎盘最薄的部分穿过,避开脐带插入部位及血管。

2. 穿刺准备　排空膀胱,平卧或半侧卧位,超声确定胎心良好,确定穿刺点,消毒铺巾。

3. 局部麻醉　可给予局部麻醉,但通常不必需。

4. 穿刺针　通常使用 20G 或 22G 套管穿刺针进行羊膜腔穿刺。根据孕妇皮下脂肪厚度、子宫肌壁厚度,可选择不同长度的穿刺针。

5. 插入穿刺针　无菌袋中放入非无菌凝胶,超声探头套进无菌袋,避开孕妇肠道和膀胱,采用"平行"法插针,穿刺针超声引导下穿刺,自皮肤穿刺至羊膜腔。

6. 抽取和处理样本　初始羊水中可能含有穿刺针经过孕妇腹壁及子宫壁时进入穿刺针的母体细胞,需丢弃样本前 2ml。随后使用注射器或真空管抽取羊水 20~30ml。插回针芯,超声引导下拔针,无菌敷料覆盖穿刺点。超声检查胎儿、胎盘及穿刺路径情况。术毕。

7. 双胎妊娠的处理　对于双绒毛膜双胎,应对两个胎儿分别进行羊水取样。对于单绒毛膜双胎,通常只需对其中任一胎儿取样;但如果出现一胎结构异常或双胎大小发育严重不一致,则应对两个胎儿分别取样。不建议采用羊膜腔内注射靛胭脂的方法鉴别某个胎儿所在的羊膜腔。对于早期绒毛膜性不清,或者单绒毛膜双胎其中一个胎儿结构异常、两个胎儿体重相差较大者,均建议行两个羊膜腔的取样。

(孙 笑)

第十二节　经腹绒毛活检术

绒毛活检术（chorionic villus sampling, CVS）是一种在超声引导下进行的侵入性产前诊断操作，通常在从事产前诊断的医疗机构进行。

【指征】

CVS 可对任何需要进行诊断性细胞遗传学、生化/分子或脱氧核糖核酸（deoxyribonucleic acid, DNA）分析的疾病进行产前诊断。

【禁忌证】

1. 有先兆流产症状
2. 体温高于 37.5℃
3. 有出血倾向（血小板计数 ≤ 70×10^9/L，凝血功能异常）
4. 急性盆腔炎或有宫内感染征象

【时机】

CVS 通常在妊娠 10~14 周进行。将该操作推迟至妊娠 10 周时的原因是，此时多数自然流产已经发生过了，而且在妊娠极早阶段进行该操作可增加肢体缩短缺陷的风险。

【术前准备】

在操作前，应进行超声检查，以确定胚胎的数量和绒毛膜性（如果存在双胎），记录胎儿存活力，筛查胎儿的结构性异常。孕妇不排空膀胱，以提供声窗。

【操作过程】

绒毛组织可通过经腹绒毛活检术（transabdominally-chorionic villus sampling, TA-CVS）或经宫颈绒毛活检术（transcervically-chorionic villus sampling,

TC-CVS)途径获取。多数情况下由胎盘位置决定穿刺途径。与 TC-CVS 相比,TA-CVS 导致的操作相关胎儿丢失率更低、出血和感染性并发症的风险更低、成功率更高、母体细胞污染的情况更少。本节介绍 TA-CVS 操作过程。

1. 患者取仰卧位,通过经腹超声对胎盘进行定位,用抗菌溶液对其下腹部进行消毒。

2. 采用自由手技术或附有超声探头的导针器,超声引导下经皮穿刺入胎盘,取出穿刺针的针芯,将含 2~4ml 生理盐水的注射器接于套管针上,形成负压后穿刺针在胎盘内上下移动,直至注射器吸出足够的绒毛组织。拔除套管针后,超声仔细检查穿刺路径和胎儿情况。

3. 组织标本的评估　通常至少需 5mg 的绒毛组织。如果标本中有大量血液,应立即除去血液,以免绒毛包裹在血凝块中。

【多胎妊娠】

在进行 CVS 前,通过超声确定多胎妊娠的绒毛膜性至关重要,因为绒毛膜性决定了获取样本的数量。此外,在多胎妊娠中,准确判断胎儿与胎盘关系至关重要。应告知患者,在多胎妊娠的 CVS 中,与羊膜腔穿刺术相比,CVS 更常出现结果不确定、需进一步检测的情况。

在双胎妊娠中,CVS 操作可通过 TA-CVS、TC-CVS 或联合方案(一个胎儿进行 TA-CVS,另一个胎儿进行 TC-CVS)进行。无论采用哪种技术,均需取样≤2 次,2 次取样不成功,为 CVS 失败,建议一周后再计划手术。

【并发症】

CVS 的并发症包括妊娠丢失、出血、感染、胎膜破裂、胎母输血综合征（FMTS）。出血、胎膜破裂和感染可导致妊娠丢失。研究表明,TA-CVS 操作后 14 日内,妊娠丢失率为 0.7%,30 日内为 1.3%。

（孙　笑）

第十三节　经皮脐带血穿刺术

胎儿血液取样（fetal blood sampling，FBS）是指3种获得胎儿血液的技术：经皮脐带血穿刺术（也称经皮脐带血取样）、肝内血液取样和心脏穿刺术。本节主要介绍经皮脐带血穿刺术。

【指征】

1. 快速胎儿染色体核型分析
2. 胎儿血液系统疾病的产前诊断及风险评估
3. 胎儿血型鉴定
4. 胎儿贫血诊断及宫内输血治疗

【术前准备】

1. 操作地点　应在手术室进行，必要时可能需要急诊剖宫产。

2. 术前超声检查胎儿、胎盘、脐带情况，确定穿刺路径。

3. 建立静脉通路　可给抗生素和补液，多数医疗机构不应用抗生素预防性治疗。

4. 母体局部麻醉及镇静　局部麻醉对治疗性操作（如胎儿输血）有益处，可减轻患者不适。通常不需要对孕妇使用镇静剂。

5. 胎儿肌松药　长时间操作过程中（如胎儿输血）使用，为减少胎动以提高成功率。阿曲库铵（0.4mg/kg）肌内注射可对胎儿产生肌松作用长达1小时，且对胎儿心血管系统的影响很小。

6. 穿刺针　通常使用20~22G的套管穿刺针，长度根据需要选择15~20cm规格。

7. 穿刺点选择　首选胎盘的脐带附着点进行穿刺，因为胎儿腹部脐带附着点易受胎动的影响。

脐带游离段不稳定,应用胎盘脐带附着点穿刺应注意鉴别母血的污染。

注:区分母血和胎儿血可采用血红蛋白碱变性试验(Apt 试验)。此试验需将 0.1ml 的血样加入一个含有碱性试剂(5ml 水和 0.3ml 的 10% 氢氧化钾)的玻璃试管中,之后轻轻振荡 2 分钟。如果混合物的颜色从红色变为棕绿色,则认为样本被母血污染。

【操作步骤】

1. 患者排空膀胱,取平卧位。

2. 超声检查胎儿、胎盘,定位穿刺点。

3. 消毒铺巾,超声探头置于无菌探头套内。

4. 超声引导下,穿刺套管针经皮穿刺至宫腔目标脐带血管内。

5. 超声检查位置无误,拔除针芯,注射器回吸可见脐血,抽取适量胎儿血送检。

6. 放回针芯。

7. 超声引导下,拔除穿刺套管针。

8. 超声观察穿刺部位有无出血及穿刺路径及胎心情况。术毕。

【并发症】

操作显著增加胎儿丢失风险(0.9%~1.9%)和其他产科并发症风险。胎儿失血、心动过缓和感染是严重并发症;母亲并发症少见。

(孙　笑)

第十四节　胎儿宫内输血

胎儿输注红细胞是最成功的宫内治疗操作之一。宫内输血(intrauterine transfusion, IUT)可以提高严重贫血胎儿的生存率。预防性 Rh(D)免疫球蛋白的普遍使用已大幅减少了 IUT 的需求,但 IUT 仍是治疗许多原因所致胎儿重度贫血的基本方式,例如非 Rh(D)同种异体免疫、细小病毒 B19 感染、长期胎母输血和纯合子型 α 地中海贫血。

【输血准备】

用于 IUT 的红细胞应接受与供者红细胞相同的检测。应与母体血液进行交叉配血,以降低新红细胞抗原的致敏风险。特定的附加要求包括:

1. Rh(D)同种异体免疫情况下,供者红细胞应为 O 型 Rh(D)阴性。其他红细胞抗原同种异体免疫的情况下,使用妊娠患者交叉配血的特定类型血液。当存在多种抗体时,母血可能是最佳的供者红细胞来源。

2. 通常选择巨细胞病毒(cytomegalovirus, CMV)抗体阴性的供者红细胞。

3. 应该常规去除白细胞。

4. 为提高 2,3-二磷酸甘油酸水平,从而降低含氧血红蛋白亲和力,捐献的血液应相对新鲜。

5. 用于 IUT 的红细胞应该使用 25Gy 的 γ 射线辐照献血袋的中央部分,以防止移植物抗宿主反应。

6. 洗涤供者红细胞,密封包装的最终血细胞比容为 75%~85%,以减少胎儿输注容积(而成人用 1 个单位红细胞的血细胞比容约 55%)。

【母体准备】

1. 初次 IUT 前 48 小时,给予≥26 孕周孕妇一段时间的产前皮质类固醇促胎肺成熟,以防需要紧急分娩。嘱患者在操作前 6~8 小时应禁食。

2. 应在手术室实施 IUT,以防发生严重并发症可能需要紧急剖宫产。

3. 可预防性给予抗生素,例如第一代头孢菌素(开始操作的 1 小时内给予 1~2g)。

4. 一般情况下,母体无需使用镇静剂。如果需要减轻母体焦虑,可给予母体静脉镇静剂。

【手术操作】

1. 选择胎儿穿刺部位　可能的胎儿输血方法包括胎儿血管内输血(IVT)、腹膜腔内输血(IPT)及胎儿心脏内输血(ICT)。脐静脉是首选的血管穿刺部位,脐动脉穿刺引起心动过缓的发生率高于脐静脉穿刺,可能由肌层痉挛引起。很少实施直接心脏穿刺,因为严重并发症(包括死胎)风险较高。

2. 在中期妊娠早期(<22 周)进行 IVT 存在技术困难,特别是母体肥胖的情况下,使用 IPT 随后进行 IVT 可能是最佳方式。胎儿存在腹腔积液情况下,应先抽取适量腹腔积液后行 IPT。

3. 通常将脐带附着胎盘末端的脐静脉作为目标,如果由于胎儿位置和后壁胎盘导致邻近脐带附着胎盘部位的脐静脉无法穿刺,在胎儿位置合适时,肝内脐静脉是合理的选择。该操作相关胎儿丢失率近似或低于胎盘附着端脐静脉穿刺。

IPT 可以提供胎儿循环的间接通路。腹膜腔中的液体和细胞可以通过膈下淋巴管和胸导管得以吸收。IVT 水肿胎儿的生存率约为 IPT 的 2 倍,IVT 非水肿胎儿的生存率比 IPT 高 13%。

【计算输注体积】

1. 血管内输血（IVT） IVT 输血体积取决于初始胎儿血细胞比容、胎儿大小、输注红细胞的血细胞比容，以及目标血细胞比容。

胎儿血细胞比容通常随妊娠呈线性增长。正常胎儿血细胞比容在胎龄 17 周时为 37%±4%，足月时上升到 43%±7%。胎龄 24 周前，目标是首次输血后血细胞比容<25% 或< 输注前数值的 4 倍。在48 小时内实施第 2 次 IVT，使血细胞比容上升到正常范围，并安排在 7~10 日实施第 3 次 IVT。胎龄 24周后，目标血细胞比容为 40%~50%，如给胎儿输注超过生理性血细胞比容值（50%~65%），导致全血黏度显著增加，可引起并发症。

$$输血总量（ml）= \frac{目标血细胞比容 - 胎儿血细胞比容}{血液制品血细胞比容} \times$$
$$150 \times 估计胎儿体重（kg）$$

其中，150 为胎盘修正数值。

2. 腹膜腔内输血（IPT） 计算方法为胎龄周数减去 20，再乘以 10。因此，一个胎龄 30 周的胎儿接受的输血量为 100ml。腹膜贮存的血液预计在 7~10日内被吸收。

【输血操作】

1. 超声定位穿刺部位及目标穿刺点，常规消毒腹部并铺巾。

2. 皮肤浸润局部麻醉后，超声引导下，21G 穿刺针穿刺进入脐静脉。如果妊娠小于 22 周，可以使用 22G 穿刺针。

3. 采集初始血样进行全血细胞计数和网织红细胞计数。可采用动脉血气机进行检测，因为它能快速给出结果，同时留取血样行血常规检测。可使用维库溴铵（0.1mg/kg）或苯磺阿曲库铵（0.4mg/kg）静脉给药，保持胎儿肌松，1小时后可重复。

4. 如果证实胎儿贫血，穿刺针通过延长管连接至血袋，开始输注浓缩红细胞。同时计算需要输血量。

5. 如果发现胎心率下降，首先停止输注，然后待胎心率恢复后以较慢速度重新开始输注。然而，若30秒后胎心率减慢未缓解，应考虑在即将取出穿刺针之前，静脉给予阿托品（20μg/kg EFW）。应将母亲转至左侧卧位，并给予辅助供氧。超声持续监测胎心率。如果胎儿心肌收缩力严重下降（即房室瓣未见打开和关闭）或者胎心率下降持续超过3分钟且无恢复征象，对28周或以上的孕妇实施紧急剖宫产。

6. 按计划量完成输注后，采集另一份胎血样本，检查输注后的胎儿血细胞比容。

7. 超声引导下，拔出穿刺针，术毕。

【术后注意事项】

1. 进行胎心监护。第2日进行超声检查，因为大多数胎儿丢失发生在操作后的最初24小时内。

2. 安排第2次和后续输注，目标是保持胎儿血细胞比容高于25%。在第1次输注后10日、第2次输注后2周，以及第3次输注后3周进行经验性输注。还可以根据胎儿血红蛋白的预期下降来决定输血间隔时间：第1次、第2次和第3次输血后，下降速率分别为 0.4g/（dl·d）、0.3g/（dl·d）和 0.2g/（dl·d）。

后续操作的间隔时间通常可延长至3~4周，因为在3次输注后，胎儿红细胞生成受到抑制，胎血主要由供者红细胞构成，溶血风险下降。

3. 定期超声监测，如果使用大脑中动脉收缩期峰值流速（MCA-PSV）来决定第 2 次输注的时机，建议的阈值为 1.69 倍中位数倍数，建议不要使用 MCA-PSV 来确定第 2 次 IUT 后的输血时机。经过 2 次 IUT 后，66%~100% 的胎儿红细胞含有成人血红蛋白。这种情况下，大多数胎儿红细胞已被供者细胞所替代，MCA-PSV 不再能区分轻度贫血与中至重度贫血。在预测第 3 次及之后的输血时机方面，最好采用预期的胎儿血红蛋白下降速率（每日减少 0.3g/dl）。

4. IUT 停止时机　在 35^{+0} 周后不采用 IUT 并在最后 1 次 IUT 后约 3 周催 / 引产。

【并发症】

1. 一过性胎儿心动过缓和穿刺部位出血是 IUT 的最常见并发症。IVT 相关的一过性心动过缓发生概率为 4%~5%，操作相关胎儿丢失风险的估计值为 1%~2%，操作相关并发症的总体风险为 3%。死亡和并发症大多由胎儿出血、感染和早产导致。

2. IUT 后的总生存率>90%，但可因医疗机构条件、医师经验和是否有胎儿水肿而异。首次输血时有水肿的胎儿其生存率低于没有水肿的胎儿。

3. 对于同种异体免疫的妊娠，即使在首次输血时发生胎儿水肿，仍可预计有>90% 的存活婴儿神经系统结局正常。

（孙　笑）

第十五节　胎儿镜下选择性激光凝固吻合血管术

胎儿镜手术是一组针对胎儿疾病进行的宫内微创手术。其中胎儿镜下选择性激光凝固吻合血管术（selective laser photocoagulation of communicating vessels，SLPCV）是胎儿医学中心常规开展的手术。对于 Quintero 分期 II 期及以上的孕 16~26 周的双胎输血综合征，胎儿镜激光术是首选治疗方案。

【适应证】

1. 双胎输血综合征

2. 选择性胎儿生长受限

3. 双胎贫血多血序列征

【禁忌证】

1. 手术时有先兆流产症状

2. 体温高于 37.5℃

3. 有出血倾向（血小板计数≤70×10⁹/L，凝血功能异常）

4. 急性盆腔炎或有宫内感染征象

5. 可疑胎儿染色体异常

6. 致死性胎儿畸形

【术前准备】

1. 患者入院完善常规术前实验室检查。

2. 确定手术适应证，除外禁忌证。

3. 术前与患者充分沟通，告知手术利弊及风险，并由患者及家属签署手术知情同意书。

【操作步骤】

1. 术前 30 分钟吲哚美辛栓 1/2 枚肛塞。

2. 孕妇排空膀胱，呈仰卧位。

3. 超声检查胎儿、胎盘,定位穿刺点,常规消毒铺巾。

4. 局部麻醉满意后,切皮刀切开皮肤及皮下并刺破筋膜,切口长 0.5cm。

5. 超声引导下,应用穿刺鞘组置入 Trocar。

6. 连接好的胎儿镜沿 Trocar 置入宫腔,观察胎儿位置、外观、胎盘位置,血管分布及吻合支,并记录。

7. 置入激光光纤,选择性先后凝固动-静、静-动、静-静、动-动血管(自供血儿至受血儿)。

8. 行 Solomon 术连接各个血管凝固点。

9. 术毕,超声引导下取出胎儿镜及 Trocar。

10. 超声检查胎儿脐动脉血流、大脑中动脉血流、羊水最大深度、胎盘、穿刺部位。

【注意事项】

1. 术前超声会诊,明确胎儿结构、生长发育、胎盘情况,确定胎位、胎盘位置。

2. Trocar 穿刺应尽量避开胎盘。

3. 术前可予孕妇地西泮 10mg 肌内注射,孕妇镇静并减少胎儿活动。

【术后处理】

1. 监测孕妇及胎儿的生命体征。

2. 嘱孕妇注意卧床休息和外阴清洁。

3. 术后监测胎心及宫缩情况,可适当使用宫缩抑制剂及抗生素。注意早产、胎膜早破、胎盘早剥、羊水渗漏、宫内感染、胎死宫内等并发症。

4. 术后 1 日超声检查,了解胎儿及羊水及脐动脉血流、大脑中动脉血流情况。

5. 术后 1 周彩超监测胎儿生长发育、羊水、胎儿膀胱、脐动脉血流及大脑中动脉收缩期峰值流速（MCA-PSV），若无异常及其他治疗可出院，门诊随诊。

6. 嘱患者腹痛、阴道出血或异常分泌物、发热等及时随诊。

7. 术后四周重复彩超，行胎儿神经系统 MRI 检查。

（刘　喆）

第十六节　氯化钾减胎术

【目的】

1. 减少胎儿数目以改善妊娠结局

2. 防止异常胎儿出生

3. 减少妊娠并发症

4. 增加新生儿平均出生体重

【适应证】

1. 自然妊娠及辅助生殖技术助孕妊娠三胎及三胎以上的患者强烈建议减胎,根据患者情况,建议减至单胎或双胎,避免三胎或以上的妊娠分娩;双胎妊娠的应充分告知风险,建议减胎。

2. 产前诊断多胎妊娠中有遗传病、染色体病或结构异常胎儿者建议实施减胎术。

3. 双绒毛膜双羊膜囊双胎,要求减胎。

4. 双绒毛膜双羊膜囊双胎严重生长不一致。

5. 高龄孕妇、瘢痕子宫、子宫畸形、宫颈功能不全合并多胎妊娠。

6. 孕妇合并其他疾病,如高血压、糖尿病等。

【禁忌证】

1. 存在各器官系统感染性疾病,特别是泌尿生殖系统的急性感染。

2. 先兆流产者应慎行减胎术。

【知情同意】

1. 不伤害、有利、尊重和公正原则是医学伦理学的基本原则。

2. 要以保护患者利益、促进其健康、增进幸福为目的。

3. 充分详尽地告知患者多胎妊娠的风险、利弊、最佳治疗方案及其他替代方案。

4. 尊重患者及其作出的理性决定。

【操作过程】

1. 患者排空膀胱,取平卧位。

2. 超声检查胎儿特征、胎盘位置,核对减胎目标胎儿。

3. 在超声引导下,确定腹部穿刺点,20~22G 穿刺针沿引导线快速达到并刺入胎儿心脏。

4. 穿刺后超声检查针尖的位置,拔除针芯若针尖在胎儿心腔内回抽到胎儿血后即可。

5. 注入 10% 氯化钾 1.5~7.5ml 缓慢推注,观察胎心变慢,停止后 5~10 分钟未恢复,减胎成功。

6. 还纳针芯,超声检测下拔除穿刺针。

【注意事项】

1. 术前仔细核对孕周及胎儿绒毛膜性。

2. 超声下仔细核对目标胎儿。

3. 操作应在全程超声引导下进行,确认针尖在心腔内并且回抽见到胎儿血后,方可推注氯化钾。

4. 瞬间推注速度快,成功率高,用药剂量小。

【术后处理】

1. 监测孕妇及胎儿的生命体征。

2. 嘱孕妇注意休息和外阴清洁。

3. 术后监测胎心及宫缩情况,必要时可适当使用宫缩抑制剂及抗生素。注意早产、胎膜早破、胎盘早剥、羊水渗漏、宫内感染、胎死宫内等并发症。

4. 术后 1 日超声检查,了解减胎及留存胎儿情况。

(刘　喆)

第十七节 超声引导下
射频消融减胎术

超声引导下射频消融减胎术是一种在超声引导下,利用射频原理阻断胎儿的脐动脉血流从而实施的减胎手术。

【适应证】

1. 单绒毛膜多胎妊娠者(≥3胎)或绒毛膜性不确定者,建议实施射频消融减胎术,减至单胎或双胎。

2. 双胎反向动脉灌注序列征(TRAPS),无心胎与泵血胎腹围比值≥50%和/或泵血胎受累症状。

3. 单绒毛膜双胎其中一胎合并致死性畸形。

4. 选择性胎儿生长受限(sIUGR)Ⅱ型与Ⅲ型,在序贯的超声随诊过程中,当出现静脉导管搏动指数(pulsatility index,PI)升高>2个标准差或静脉导管血流a波反向等危及胎儿生命的多普勒信号时,需结合患者本人意愿及伦理,实施减胎术或终止妊娠。

5. 双胎输血综合征(TTTS),对于TTTS中一胎儿合并致死性畸形、两脐带插入部紧邻而无法实施胎儿镜下激光凝结术操作等情况者,可实施射频消融减胎术。

【禁忌证】

1. 术前有先兆流产症状。

2. 术前体温高于37.5℃。

3. 有出血倾向血小板计数≤70×10^9/L或凝血功能异常。

4. 急性盆腔炎、泌尿系统感染或有宫内感染征象。

5. 胎动频繁、胎儿位置、胎盘位置等因素造成穿刺困难者。

【术前准备】

1. 患者入院完善常规术前实验室检查。

2. 确定手术适应证，除外禁忌证。

3. 术前与患者充分沟通，告知手术利弊及风险，并由患者及家属签署手术知情同意书。

【操作步骤】

1. 术前 30 分钟，吲哚美辛栓 1/2 枚肛塞。

2. 患者取平卧位；电极板置于臀部或大腿外侧。

3. 超声检查，仔细确定目标胎儿及穿刺部位。

4. 常规消毒铺巾，1% 利多卡因 10ml 行局部麻醉至子宫肌层。

5. 超声全程引导下 17G 射频消融针穿刺进入目标胎儿腹部近脐血管根部，展开伞形针芯，超声再次确定穿刺针位置。

6. 射频功率 20W 开始，每 10 秒增加 5W 至 50W，待电阻上升后自动停止加热。

7. 观察脐动脉血流是否已完全消失，若脐动脉血流未明确完全消失，可再进行一个循环。

8. 超声确认目标胎内及脐动静脉内无血流信号，观察胎心搏动是否缓慢。

9. 确定胎盘部位无出血，拔出射频消融针。

10. 超声下观察胎盘部位无出血，子宫肌层无血肿，无胎盘剥离征象。

11. 超声测定存留胎儿脐动脉血流、胎心率，大脑中动脉血流收缩期峰值流速（MCA-PSV）数据并记录。

【术后处理】

1. 监测孕妇及胎儿的生命体征。

2. 嘱孕妇注意卧床休息和外阴清洁。

3. 术后监测胎心及宫缩情况,可适当使用宫缩抑制剂或抗生素。注意早产、胎膜早破、胎盘早剥、羊水渗漏、宫内感染、胎死宫内等并发症。

4. 术后 1 日超声检查,了解减胎及留存胎儿情况,若无异常及其他治疗,可出院,门诊随诊。

5. 嘱患者腹痛、阴道出血或异常分泌物、发热等及时随诊。

6. 术后一周门诊彩超监测胎儿生长发育,存留胎 MCA-PSV。

7. 术后四周重复彩超,行胎儿神经系统 MRI 检查。

(刘　喆)

推荐阅读资料

[1] 史蒂夫 . G. 盖比 . 产科学:正常和异常妊娠 . 郑勤田,
    杨慧霞,主译 . 北京:人民卫生出版社,2018.

[2] 陈红 . 宫颈环扎术加球囊填塞法在产后出血中的应用.
    中国计划生育和妇产科,2015,7(5):64-66.

[3] 陈运山,赵扬玉,王妍,等 . 子宫下段前后缩窄加血管
    纵横阻断缝合技术在前置胎盘合并重型植入手术中的
    应用 . 中国微创外科杂志,2017,17(9):794-797.

[4] 陈运山,赵扬玉,张龑,等 . 子宫颈提拉加固缝合术在
    重型-凶险性胎盘植入手术止血中的应用 . 中华妇产
    科杂志,2018,53(7):459-463.

[5] 邓黎,常青,徐惠成,等 . 宫颈提拉式缝合在前置胎盘
    剖宫产术宫颈管出血中应用效果观察 . 实用妇产科杂
    志,2014,30(4):281-283.

[6] 孔志伟,巫朝霞,张晓静 . 子宫动脉下行支结扎 + 宫

颈环扎术在产后出血中的应用 . 中国实用医药,2014,
(27):53-54.

[7] 林其德,杨孜,古航,等 . 卡前列甲酯临床应用专家共
识(2013 年版). 中国实用妇科与产科杂志,2013,29
(06):431-433.

[8] 刘兴会,徐先明,段涛,等 . 实用产科手术学 . 2 版 . 北
京:人民卫生出版社,2020.

[9] 中华医学会妇产科学分会妊娠期高血压疾病学组 . 妊
娠期高血压疾病诊治指南(2020). 中华妇产科杂志 .
2020,55(4):227-238.

[10] 王琳,常青,王丹,等 . 经阴道宫颈缝合术治疗前置胎
盘术中宫颈出血 . 实用妇产科杂志,2007,23(5):272-
273.

[11] 杨慧霞,狄文,朱兰 . 妇产科学 . 2 版 . 北京:人民卫生
出版社,2021.

[12] 杨慧霞,余琳,时春艳,等 . 止血带捆绑下子宫下段环
形蝶式缝扎术治疗凶险性前置胎盘伴胎盘植入的效
果 . 中华围产医学杂志,2015,18(7):497-501.

[13] 中华医学会妇产科学分会产科学组,中华医学会围产
医学分会 . 产后出血预防与处理指南(2023). 中华
妇产科杂志,2023,58(6):401-409.

[14] 中华医学会计划生育学分会 . 米非司酮配伍米索前
列醇终止 8~16 周妊娠的应用指南 . 中华妇产科杂志,
2015(5):321-322.

[15] 周勇,汤斐,赵云 . 子宫下段-宫颈压迫缝合在前置胎
盘术中止血的应用 . 现代妇产科进展,2018,27(11):
869-872.

[16] ACOG. Prevention of group B streptococcal early-onset
disease in newborns:ACOG Committee Opinion,Number
797. Obstet Gynecol,2020,135(2):e51-e72.